DE L'INTERVENTION CHIRUR[GICALE]

DANS LES

HERNIES ÉTRANGLÉES

COMPLIQUÉES D'ADHÉRENCES OU DE GANGRÈNE

ENTÉRECTOMIE ET ENTÉRORRHAPHIE

PAR

Le Dr J. BARETTE

Aide d'anatomie de la Faculté de médecine,
Ancien interne des hôpitaux de Paris,
Ancien prosecteur de l'Ecole secondaire de médecine de Caen.

PARIS

A. DELAHAYE, et E. LECROSNIER, LIBRAIRES-ÉDITEURS

2, Place de l'École-de-médecine

1883

DE L'INTERVENTION CHIRURGICALE

DANS LES

HERNIES ÉTRANGLÉES

COMPLIQUÉES

D'ADHÉRENCES OU DE GANGRÈNE

ENTÉRECTOMIE ET ENTÉRORRHAPHIE

DE L'INTERVENTION CHIRURGICALE

DANS LES

HERNIES ÉTRANGLÉES

COMPLIQUÉES D'ADHÉRENCES OU DE GANGRÈNE

ENTÉRECTOMIE ET ENTÉRORRHAPHIE

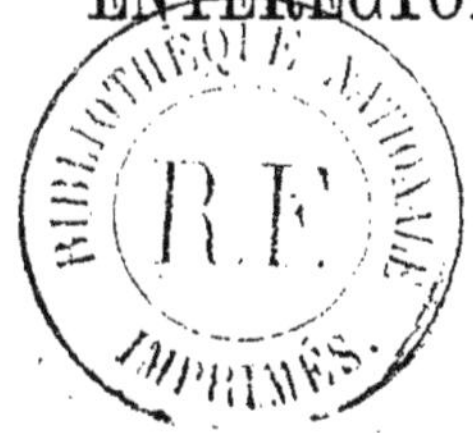

PAR

Le Dr J. BARETTE

Aide d'anatomie de la Faculté de médecine,
Ancien interne des hôpitaux de Paris,
Ancien prosecteur de l'Ecole secondaire de médecine de Caen.

PARIS

A. DELAHAYE, et E. LECROSNIER, LIBRAIRES-ÉDITEURS

2, Place de l'École-de-médecine

1883

A LA MÉMOIRE DE MON PÈRE

LE DOCTEUR BARETTE.

A LA MÉMOIRE DE MON BEAU-PÈRE.

A MA FAMILLE

A MES AMIS

Baratte.

M. LE DOCTEUR H. HUCHARD

Médecin de l'hôpital Tenon,
Chevalier de la Légion d'honneur,
(Internat, Hôtel-Dieu 1879).

M. LE PROFESSEUR P. PANAS

Professeur de clinique ophthalmologique,
Membre de l'Académie de médecine,
Chevalier de la Légion d'honneur,
(Internat Hôtel-Dieu 1880).

M. LE DOCTEUR DE SAINT-GERMAIN

Chirurgien de l'hôpital des Enfants-Malades,
Chevalier de la Légion d'honneur,
(Internat 1881).

M. LE PROFESSEUR TRÉLAT

Professeur de clinique chirurgicale,
Membre de l'Académie de médecine,
Officier de la Légion d'honneur.
(Internat Necker 1882).

MM. LABBÉ, PÉRIER, POZZI, HUMBERT, TERRILLON, LABADIE-LAGRAVE, MARCHAND, BOUILLY, FARABEUF.

DE L'INTERVENTION CHIRURGICALE

DANS LES

HERNIES ÉTRANGLÉES

COMPLIQUÉES

D'ADHÉRENCES OU DE GANGRÈNE

ENTÉRECTOMIE ET ENTÉRORRHAPHIE

PRÉFACE.

Nous ne saurions aborder, sans crainte de rester au-dessous de notre tâche, le sujet d'étude intéressant mais réellement difficile qui formé l'objet de notre travail. Il appartient, à ceux qui ont acquis l'expérience, par une longue pratique, de juger de ces graves questions d'intervention chirurgicale. En nous proposant de rechercher la valeur de la *résection et de la suture de l'intestin* dans le traitement des hernies étranglées compliquées d'adhérences ou de gangrène; nous attaquons un sujet encore à l'étude. Il est besoin d'un contingent de faits précis et bien observés, plus considérable que celui que nous présentons aujourd'hui à nos juges. Nous ne pouvions et nous n'avons voulu, en réalité, que voir à quel point de la question on est actuellement arrivé.

Aussi les conclusions que nous formulerons à la fin de notre travail, ne s'appuyant que sur le petit nombre de faits que l'on connaît jusqu'ici, ne pourront être considérées comme des règles absolues, mais comme de simples opinions modifiables avec les événements, et réclament encore de patientes observations, que nous nous proposons, d'ailleurs, de poursuivre.

Nous demandons à nos juges de nous accorder toute leur bienveillance.

Nous prions aussi M. le professeur Trélat, notre président de thèse, M. le professeur Verneuil, M. le docteur Bouilly, professeur agrégé à la Faculté, de vouloir bien accepter l'hommage de notre reconnaissance, pour les conseils bienveillants et éclairés qu'ils nous ont donnés dans l'accomplissement de notre tâche.

INTRODUCTION.

L'importance et le nombre des déterminations à prendre dans le cours d'une opération de hernie étranglée, font que ce point de la pratique chirurgicale est un des plus difficiles et des plus épineux. La variété des cas est telle que l'on peut dire, sans crainte d'exagération, qu'*il n'y a pas deux kélotomies qui se ressemblent*. Il nous est arrivé, dans le courant de notre internat, d'en voir un grand nombre, il n'en est pas une qui ne nous ait présenté quelqu'enseignement utile, quelque particularité imprévue et toujours importante : « Tout intestin sorti de l'abdomen doit y rentrer ; le chirurgien, en présence d'un étranglement herniaire, ne doit point quitter le malade avant que les parties qui forment la hernie n'aient repris leur place par n'importe quel moyen. » Le professeur Trélat, notre excellent maître, en affirmant aussi énergiquement à son cours de la Faculté (1), la nécessité d'une intervention rapide et utile dans la hernie étranglée, a bien fait ressortir l'utilité des promptes déterminations qui, dans ces cas, doivent diriger les praticiens.

Il faut dire aussi que, dans ces dernières années, les importantes modifications apportées par la méthode antiseptique, ont permis de tenter des opérations devant lesquelles on avait, avec raison, reculé jusque-là. La crainte de toucher le péritoine, qui paralysait les progrès de la chirurgie abdominale, a diminué notablement depuis que l'on pratique couramment les ovariotomies les plus compliquées. Aussi des méthodes, essayées autrefois, puis abandonnées à cause de leurs dangers, dans la cure de la hernie étranglée, ont pu relever la

(1) Cours de pathologie externe, année 1876. In journal l'Ecole de Médecine.

tête ; et le chirurgien, sans abdiquer la prudence qui doit toujours le guider, peut sonder de nouveaux horizons et chercher dans un progrès logique à perfectionner la cure de ses malades.

Nous avons recueilli l'année dernière, à la clinique chirurgicale de l'hôpital Necker, alors que nous avions l'honneur d'être l'interne du professeur Trélat, deux observations de hernies étranglées compliquées, dont nous faisons le point de départ de notre dissertation inaugurale. Nous les rapportons immédiatement, à cause de leur importance, avec tous leurs détails.

OBSERVATION 1. Hernie inguinale droite étranglée. Adhérences de l'anse herniée avec le sac. Dissection. Ouverture de l'intestin. Suture intestinale. Guérison.

X... (Marie), âgée de 35 ans, est apportée le 12 juin 1882, à l'hôpital Necker. Portant une hernie inguinale du côté droit depuis cinq à six ans, cette femme subit, il y a trois ans, des accidents d'étranglement qui cédèrent au taxis. Quelque temps après, il se forma dans la région herniaire un abcès qui s'ouvrit spontanément et laissa couler une assez grande quantité de pus ne présentant aucune particularité. Cet abcès a laissé une cicatrice irrégulière. Depuis, la malade a essayé de contenir sa hernie au moyen d'un bandage, mais elle paraît n'être jamais complètement rentrée.

Dans la matinée d'hier (11 juin), vers midi, la hernie devint plus volumineuse ; la malade fit à plusieurs reprises des tentatives énergiques de taxis, qui demeurèrent infructueuses ; depuis, elle n'a pu aller à la selle.

A 11 h. 1/2, c'est-à-dire environ 24 heures après l'étranglement, on constate les faits suivants. Il existe dans le pli de l'aine, du côté droit, une tumeur du volume d'une petite orange ; cette tumeur est arrondie, recouverte d'une peau non tendue, présente une cicatrice, trace de l'ancien abcès.

La hernie est tendue, douloureuse au niveau du collet, sonore dans tous ses points.

La hernie ne se réduisant pas sous l'influence d'une tentative modérée de taxis, l'opération est décidée.

Opération. — Chloroformisation difficile à cause de l'agitation de la malade.

M. Trélat commence par diviser la peau, puis des couches fibreuses épaisses avant d'arriver sur le sac herniaire. L'ouverture du sac sur la sonde cannelée laisse écouler un peu de sérosité.

L'intestin est fortement serré au niveau du collet du sac, mais en outre il présente une adhérence fibreuse avec celui-ci dans une étendue de 2 centimètres 1/2 de longueur sur 1 centimètre de largeur. Cette adhérence est ancienne, formée par un tissu blanc très dense et très serré.

M. Trélat essaie de séparer l'intestin du sac par une dissection minutieuse, mais l'union des deux parties est tellement intime que la paroi intestinale se déchire dans toute l'étendue de l'adhérence. Il s'écoule un peu de liquide intestinal qui est aussitôt abstergé avec des éponges phéniquées. On applique alors sept points de suture de Lembert à la soie phéniquée et l'intestin est réduit dans la cavité abdominale après débridement du collet du sac et dissection de quelques adhérences très petites. Résection du sac herniaire et application de deux points de suture profonde. Un drain est placé dans la plaie jusqu'au niveau de l'orifice péritonéal, et la plaie est réunie par quelques points de suture superficielle. Pansement de Lister.

Les suites de cette opération furent des plus simples ; les points de suture profonde furent enlevés au troisième jour ; le drain retiré tout à fait au septième jour.

Le cours des matières par l'anus était rétabli au troisième jour après l'opération, malgré l'administration de l'opium. La malade sortit complètement guérie douze jours après son entrée à l'hôpital.

OBSERVATION 2. Hernie crurale étranglée. Gangrène de l'intestin. Anus contre nature. Entérorrhaphie secondaire. Guérison.

X... (M.), âgée de 69 ans, entre à l'hôpital Necker le 9 octobre 1882. Cette femme, grande et maigre. est habituellement bien portante. Depuis nombre d'années, elle portait dans le pli de l'aine, du côté gauche, une petite tumeur rentrant et sortant assez facilement. Le 4 octobre dernier, elle devint douloureuse et un peu plus grosse. Depuis ce moment, pas de selles ni d'émissions gazeuses par l'anus. Inappétence complète et vomissements jaunâtres de temps en temps.

La face est anxieuse, mais il y a peu de refroidissement périphérique. La tumeur est du volume d'un gros marron ; elle occupe le pli de l'aine du côté gauche, au-dessous de l'arcade de Fallope ; elle est bosselée, non sonore ; son pédicule est peu douloureux. Le ventre est arrondi, indolent, très sonore. La langue est bonne. Les urines sont normales. Sur l'ordre de M. le Dr Monod, à qui je fis voir la malade à son entrée, je lui fis donner un purgatif, composé de 40 centigrammes de calomel et de 40 centigrammes de scammonée, et dans l'après-midi elle fut placée dans un bain chaud où elle resta durant une heure environ.

A 3 heures d'après-midi, rien de nouveau. Temp., 37°. Les extrémités sont très fraîches.

A 5 heures, survient un vomissement fécaloïde.

Opération. — 5 h. 3/4. La malade étant endormie, M. le Dr Monod ayant eu l'extrême complaisance de me confier le bistouri, je pratiquai l'opération suivante. La peau fut divisée suivant une ligne verticale de 7 à 8 centimètres sur la partie la plus saillante de la tumeur. Je divisai ensuite successivement deux plans cellulo-fibreux, puis une masse adipeuse jaune et très dense, épaisse de 5 à 6 millimètres. Une fois cette couche divisée à petits coups, je tombai sur une surface arrondie, d'un rouge brunâtre très foncé; elle était très adhérente avec la couche cellulo-adipeuse que je venais de diviser, trop épaisse en apparence pour être le sac; son centre était un peu ramolli. Considérant que, d'une part, je n'avais pas de raisons suffisantes pour admettre la présence d'un sac herniaire, et, d'autre part, pensant que si j'avais l'intestin sous les yeux et au bout de mon doigt, cet organe était en imminence de gangrène, je me décidai à entrer franchement dans la difficulté. Alors je pratiquai une boutonnière, qui donna passage aussitôt à des matières fécales; je l'agrandis en haut et en bas et, après avoir réséqué la partie ramollie, je fixai à la peau l'ouverture intestinale au moyen de deux points de fil d'argent. Disséquant ensuite dans l'angle supérieur de la plaie les adhérences de l'intestin avec le sac herniaire, je finis par introduire l'ongle de l'index gauche sous l'arcade de Fallope et je débridai à l'aide du bistouri de Cooper. L'intestin fut ensuite fixé à la peau par d'autres points de suture ; la plaie cutanée diminuée en haut et en bas, par deux autres points, puis entourée de collodion, afin de protéger la peau contre l'écoulement des matières fécales. Pansement humide.

Vomissement fécaloïde, à la fin de l'opération.

Le soir, à 10 h., temp. 37°,6.

On prescrit de la glace et une pilule d'opium de 5 centigrammes,

10 octobre. La nuit a été assez bonne; seconde pilule d'opium à 5 h. du matin. Vomissement jaunâtre à 9 heures.

Temp. : mat., 37°,5; soir, 36°,6.

Le 11. Vomissements durant la journée; l'écoulement des matières **ne** se fait pas encore régulièrement par l'anus artificiel.

Temp. : mat., 37°,1; soir, 36°,4.

Le 12. Ecoulement des matières plus régulier; il y a encore deux vomissements durant la nuit; néanmoins l'état général est très bon. On permet l'usage du bouillon et du lait glacés.

Temp. : mat., 36°,4; soir, 37°,2.

Le 13. Les vomissements fécaloïdes ne se rencontrent plus. Dans la soirée, il y a une selle abondante, demi-molle; par le rectum.

Temp. : mat., 36°,4; soir, 36°,8.

Le 14. L'état général est bon. Il existe autour de la plaie un peu d'érythème, sur lequel nous appliquons une pommade composée d'iodoforme et de vaseline. Les selles se font par le rectum et par l'anus artificiel.

Temp. : mat., 37°,1; soir, 37°,4.

Le 15. Les selles continuent de passer par les deux anus. Alimentation plus abondante.

Temp. : mat., 37°,2; soir, 37°,4.

Depuis ce moment jusqu'à la mi-novembre, les selles solides passent par le rectum, les liquides passent par l'anus artificiel qui s'est notablement rétréci.

Le doigt introduit pendant les premiers jours par l'orifice opératoire, tombe dans une cavité assez large et qui ne paraît pas cloisonnée par un éperon.

A la fin du mois de novembre, la fistule stercorale, très considérablement rétrécie, ne donnait plus passage qu'à quelques liquides fécaloïdes; l'administration fréquente de purgatifs, une alimentation abondante, facilitaient le passage des matières par l'anus. A la clinique du 25 novembre, le professeur Trélat pouvait annoncer la guérison prochaine de la malade, lorsqu'au sortir de la leçon, des élèves trop curieux eurent l'indélicatesse d'aller voir la fistule et même dérangèrent un petit morceau de coton qui, depuis quelques jours, fermait l'orifice et favorisait la consolidation de la cicatrice. Aussitôt les matières recommencèrent à passer par la fistule et en quelques jours, l'érythème ayant reparu autour de la plaie, l'état de la malade était redevenu aussi lamentable.

Au commencement du mois de mars 1883, voyant que la fistule ne se fermait pas spontanément, M. le professeur Trélat se décida à intervenir.

A partir du 6 mars, on administra un bain tous les jours à la malade.

Le 10. On lui donna un purgatif abondant.

Le 11. Elle fut soumise à un repos complet.

Le 12. Elle suivit une diète absolue et ne prit que de l'eau sucrée.

Le 13, au matin. L'abdomen et les environs de la fistule furent soigneusement nettoyés avec le savon, puis l'eau phéniquée; et M. Trélat pratiqua l'opération suivante :

Dans un premier temps, il circonscrivit la fistule cutanée par une incision ovalaire, se terminant en haut et en bas par deux petites incisions de 6 centimètres en tout, situées dans le grand axe de l'ovale. Le tout représentait une raquette à deux queues.

La libération de l'intestin fut très simple, les adhérences ne dépassant pas 1 centimètre, et à moins de 1 centimètre de profondeur on trouva la surface séreuse de l'intestin libre.

Ce fait une fois bien constaté, M. Trélat pratiqua la résection de l'entonnoir fistuleux, y compris la portion de la paroi intestinale, sur laquelle il s'insérait.

Dans un second temps, il appliqua pour fermer l'orifice intestinal un rang de suture de Lembert à la soie phéniquée fine, à points très rapprochés, tout à fait irréprochable. La surface intestinale fut ensuite lavée soigneusement à l'eau phéniquée à 5 %.

Enfin, la portion d'intestin supportant la suture, fut doucement refoulée dans l'abdomen; elle resta toutefois en place, près de l'anneau crural à cause de quelques adhérences que l'on respecta.

Application d'un tube à drainage jusqu'à l'orifice abdominal; suture de la peau et des parties molles.

Pansement de Lister. Opium à l'intérieur.

Le 16 mars, c'est-à-dire trois jours après l'opération, les sutures sont enlevées; la malade n'a ressenti aucune douleur dans l'abdomen.

Le 17. Première selle.

Le 19. Il ne reste plus qu'un petit point de la plaie cutanée à cicatriser.

Le 21. La guérison est tout à fait complète. La malade peut sortir de l'hôpital après un séjour de cinq mois et demi.

Voici donc deux malades, atteints tous les deux de hernies étranglées compliquées l'une d'adhérence intime de l'intestin avec le sac, l'autre d'adhérence et d'altération nécrosique de la paroi. Dans les deux cas on est arrivé, à des temps et par des procédés divers, à obtenir la réduction totale de l'intestin dans sa cavité abdominale. Dans les deux cas, on a utilisé une méthode un peu nouvelle, l'entérorrhaphie, et les deux malades ont heureusement guéri. M. le professeur Trélat, communiquant la première observation à la Société de chirurgie (1), disait que la publication de ce fait devait encourager dans la pratique de la *suture intestinale*. « Dans les solutions de continuité de l'intestin, il faut distinguer, précisait-il, les sections involontaires ou les déchirures, des destructions

(1) Bulletins et mémoires de la Société de chirurgie, séance du 5 juillet 1882, p. 242.

pathologiques amenées par l'étranglement. Dans ce dernier cas, les résultats de la suture sont moins bons. »

La considération de nos deux observations, les réflexions et les conseils de notre excellent maître nous ont conduit à diviser notre travail en deux parties, ayant trait, l'une aux hernies compliquées *d'adhérences*, l'autre aux hernies compliquées de *gangrène*. Nous nous sommes demandé si l'acte chirurgical avait été logiquement conduit dans les deux cas A priori, et non parce que le succès a couronné l'action, on peut répondre affirmativement.

Nous nous sommes proposé de rechercher quelle a été jusqu'à nos jours la pratique des chirurgiens dans les cas analogues ; de suivre l'évolution progressive des doctrines ; de comparer enfin le résultat des opérations d'entérorraphie avec ou sans résection préalable de l'intestin avec les anciens procédés. Nous allons essayer en un mot de discuter avec les faits connus, les méthodes qui consistent à retrancher la partie malade, et à rétablir immédiatement, dans un délai plus ou moins rapproché, la continuité du tube digestif ; de voir si elles sont préférables aux anciens procédés, dans tous les cas ; quels résultats elles ont donné, et quelles sont les causes des insuccès qu'on peut leur attribuer. Enfin, quelles sont les indications qui peuvent guider le chirurgien dans la pratique de ces nouvelles méthodes, et quels sont les moyens d'agir avec les plus nombreuses chances de succès.

CHAPITRE PREMIER.

HISTORIQUE.

Il y a longtemps, que vint aux chirurgiens l'idée de fermer au moyen de la suture les plaies de l'intestin, et même de réunir les bouts de cet organe divisés par une section simple ou par l'ablation d'une portion plus ou moins étendue, de tout son calibre. Mais dans cette question, comme dans beaucoup d'autres, on trouve une longue période durant laquelle se rencontrent nombre d'essais infructueux ; c'est une époque de tâtonnements où l'on observe des faits et des doctrines contradictoires. Nous la faisons arrêter au milieu du siècle dernier, à l'année 1757, où parut le célèbre Mémoire de Louis à l'Académie royale de chirurgie.

De ce moment jusqu'à une époque plus rapprochée de nous, le monde chirurgical s'est occupé de méditer la question et à l'appuyer sur les données de l'expérimentation ; çà et là on voit quelques opérations de suture intestinale, elles soulèvent de nombreuses discussions, et des séries d'expériences s'établissent pour juger de leur valeur.

Enfin, depuis 1873 jusqu'au moment où nous écrivons, l'entérorrhaphie et l'entérotomie dans la hernie étranglée sont pratiquées plus fréquemment ; on a essayé d'établir la valeur de ces opérations, et à juger de leurs indications et de leurs résultats.

§ 1er. — PÉRIODE ANCIENNE.

On trouve bien dans les auteurs les plus anciens, Hippocrate, Gallien et Celse, le précepte de recoudre l'intestin dans les plaies, mais on n'y parle point de faire la même opération après la gangrène de cet organe dans les hernies.

Au XIIIe siècle, on remarque dans Guillaume de Salicet (1) (1245), qu'il existait déjà plusieurs procédés de suture intestinale; car cet auteur ne veut pas qu'on introduise dans l'intestin des cylindres de sureau comme quelques chirurgiens le faisaient. « Ne escoute pas, dit-il, ceulx qui disent que d'avant « que recouldre les boyaulx, que l'on doit y mettre une « canulle de sambuc ou d'aultre chose dedans le boyau; il « vauldrait mieux une partie du boyau de quelque beste, mais « ne cecy, ne aultre chose. »

Les quatre Maîtres qui vivaient à Paris, à la fin du XIIIe siècle, se servaient, pour soutenir la suture, d'une trachée d'animal. Ces chirurgiens, dont l'histoire n'a pas conservé le nom, avaient composé en commun un ouvrage qui a été perdu, mais dont parle encore Laurent Joubert dans sa traduction française de Guy de Chauliac.

Pierre de Argellata (2), au commencement du XIVe siècle, résume brièvement la pratique chirurgicale de ses devanciers à propos de la suture intestinale. D'après lui, Jamerius, Roger, Théodoric se servaient d'une canule de sureau, tandis que Guillaume de Salicet employait une portion d'intestin.

D'autres, à la même époque, suivaient la pratique des quatre Maîtres qui semblent ainsi avoir fait école. « Alii, ut « quatuor magistri, dit-il, ponunt tracheam-arteriam alicu- « jus animalis, deindè suunt vulnus, et natura posteà expel- « lit istas cannulas. » Il est regrettable que ces anciens auteurs n'aient laissé que des observations incomplètes à tous les points, d'ailleurs il est probable que leurs essais hardis mais imparfaits ne furent pas couronnés de succès. Les auteurs qui les suivirent se montrèrent les adversaires de leurs méthodes, et soutinrent la suture sans appui.

Guy de Chauliac explique pourquoi les corps employés comme soutien sont inutiles. « Natura intenta, dit-il, ad « alienorum expulsionem expellit et removet illa de sutura,

---

(1) Guillaume de Salicet. Cyrurgia. Trad. Française, Lyon, 1492.
(2) Pierre de Argellata. Edition Mathieu Moret, Venise, 1480.

« et ita perit finis pro qua talia applicantur. » La nature
attentive à rejeter les corps étrangers, les chasse et les éloigne
de la suture, et ainsi les empêche de remplir le but pour
lequel ils étaient placés.

Au xvi° siècle, Fabrice d'Aquapendente (1) blâme vertement
ceux qui employaient les canules. « Sunt nonnulli inepti, qui
« antequam consuatur intestinum, cannulam inimittunt, vel
« e sambuco, vel portione asperæ arteriæ alicujus animalis,
« vel ex alio intestini frustulo, ne suturæ ciborum transitu
« dilacerentur ; his quippe putrefactis, æger interficietur ;
« ideoque pessimum hoc consilium fugiendum. »

« Il est quelques maladroits qui, avant de recoudre l'intestin, y introduisent une canule faite, soit de sureau, soit d'un
morceau de trachée-artère d'un animal quelconque, soit d'un
fragment d'intestin, afin que les sutures ne soient pas déchi-
rées par le passage des aliments. Mais une fois ces corps
étrangers putréfiés le malade périra. Aussi faut-il fuir ce conseil exécrable. »

Nous avons insisté avec dessein sur les préceptes des anciens maîtres, car nous verrons que de nos jours encore il
est des chirurgiens qui défendent l'entérorrhaphie sur conducteur.

C'est dans le courant du xviii° siècle que l'on voit se des-
siner les divers procédés proposés pour la cure des hernies
gangrenées.

Littre en 1700 (2) à propos d'une observation d'étranglement d'un diverticule intestinal posa le premier le précepte
de la résection des portions d'intestin gangrenées dans les
hernies étranglées et l'établissement de l'*anus contre-nature*.
Lorsque la gangrène est assez étendue il conseille de réséquer la partie malade, de former un anus artificiel avec le bout
supérieur, puis de lier le bout inférieur de l'intestin et de l'a-

____

(1) Fabrice d'Aquapendente. Opera chirurgica. De vulneribus. Cap, 26. Edit.
Padoue, 1617. Trad. Française, Lyon, 1649.

(2) Littre. Mémoires de l'Académie des sciences, 17 août 1700, p. 300.

bandonner dans l'abdomen une fois réduit. Il n'est pas certain que Littre ait eu l'occasion de mettre ses idées en pratique sur le vivant.

Méry 1701 (1) publia l'observation d'une jeune fille de 17 ans atteinte d'une hernie crurale étranglée volumineuse. Quatre à cinq pieds d'intestin grêle gangrenés furent éliminés et il se forma un anus contre-nature.

Déjà on pensa à faire mieux, et La Peyronie 1723 (2) fit la première tentative pour prévenir la formation d'un anus contre nature. Il réséqua un demi-pied d'intestin gangrené, passa un double fil dans le mésentère puis rapprocha les deux bouts de la plaie cutanée, il se forma un anus contre nature qui guérit spontanément.

L'important mémoire de Morand (3) en 1730 contient la relation de la première *entérorrhaphie* pratiquée en 1727 par Ramdhor, chirurgien du duc de Brunswick, et décrite dans la thèse de Mœbius. Nous rapporterons plus loin cette observation qui est de la plus haute importance.

Duverger (4),chirurgien major de l'hôpital de Maubeuge,se souvenant sans doute de la pratique des anciens, pratiqua en 1747 la résection d'une portion gangrenée d'intestin hernié et fit la suture sur une trachée de veau.

Ces tentatives remarquables et heureuses pour la plupart attirèrent l'attention du monde chirurgical et les maîtres de l'époque cherchèrent ce que l'on pouvait retirer, pour la pratique, de ces nouvelles opérations.

---

(1) Méry. Mémoires de l'Académie des sciences, 1701, séance du 20 décembre, p. 285.

(2) La Peyronie. Mémoire de l'Académie des sciences, 1723.

(3) Morand. Mémoire sur la réunion des deux bouts d'un intestin. une certaine portion du canal étant détruite. Acad. de méd., 1730.

(4) Cité dans le mémoire de Louis. (V. ci-après.)

§ II. — Seconde période.

(De 1757 à 1873.)

Le mémoire de Louis (1) publié en 1757 est le premier travail d'ensemble où sont discutées les diverses indications dans la cure de la hernie gangrenée. « Ce sujet, dit l'illustre « chirurgien, est un des plus intéressants de la Chirurgie, « tant par la nature de l'accident que parce qu'il se rencontre « assez fréquemment dans la pratique. » Il distingue deux cas très différents ; d'abord ceux où l'intestin est *pincé dans une petite surface* ; c'est ce que nous appelons aujourd'hui le pincement latéral de l'intestin. Ces cas plus bénins que les autres ont les suites les moins dangereuses. Il se montre partisan de la suture dans la cure de ces hernies latérales.

Il étudie ensuite les cas où l'intestin est pincé dans tout son diamètre. Dans un premier ordre de ces faits il rapporte ceux où l'on a établi l'anus contre nature par la méthode de Littre ou celle de la Peyronie et il s'efforce même de démontrer que l'anus artificiel persistant est plus avantageux que le rétablissement de la route naturelle des matières. Il fait cependant observer que le rétrécissement de l'intestin au niveau de la fistule et son adhérence à la paroi peuvent amener des accidents parfois inévitables. Louis parle enfin dans les termes les plus explicites de la réunion des deux bouts de l'intestin libre dont on a retranché la partie gangrenée. Il serait intéressant de rapporter quelques phrases de cette partie du mémoire ; on y voit que Louis reconnaissait la perfection anatomique du procédé en faisant remarquer qu'il ne se formait pas d'angle ou de froncement plus ou moins capable de gêner le cours des matières. Un peu plus loin il établit très nettement le précepte de l'entérorrhaphie secondaire à laquelle

(1) Louis. Mémoire sur la cure des hernies avec gangrène. In mém. de l'Académie royale de chirurgie, 1757, t. III, p. 143.

nous verrons se rattacher un grand nombre de chirurgiens modernes. Ceci a une telle importance que nous ne pouvons mieux faire que de rapporter ici les termes mêmes du savant auteur : « Je crois, dit-il, qu'il faut d'abord retenir les deux « bouts d'intestin dans la plaie et qu'il ne convient de pro- « céder à leur réunion qu'après avoir laissé passer quelques « heures. Ce délai, que je propose, me paraît absolument né- « cessaire ; non seulement pour connaître quelle est précisé- « ment la portion supérieure de l'intestin. Il l'est aussi, parce « qu'il est plus avantageux que le dégorgement des matières, « que l'étranglement a retenues, se fasse par la plaie, que « d'exposer la partie réunie à donner passage à ces matiè- « res. » Sommes toutes, Louis, tout en préconisant les avantages de l'anus contre nature, admet que la suture soit une opération praticable.

A la fin du xviii⁰ siècle, Nayler (1794) pratiqua la suture de l'intestin et fit la réduction, mais en fixant le mésentère du côté de la plaie, la suture se désunit et il se fit un anus contre nature.

Une opération par la méthode de Ramdohr fut ensuite pratiquée en 1810 par un officier de santé du département des Landes ; Jean Roch Lavieille (1) fils, de Mimfaste. Elle fut suivie de succès.

Richerand (2) signale à la même époque une des difficultés de l'opération, la dilatation du bout supérieur qui rend diffi- cile son invagination. On a de nos jours indiqué plusieurs moyens, sur lesquels nous insisterons, pour remédier à cet in- convénient.

Astley Cooper (3), à la même époque, conseille, pour la pre- mière fois, la réduction de l'intestin lorsqu'il n'y a qu'une gan- grène peu étendue ; on doit d'après lui, le replacer dans l'ab-

(1) Lavielle. Journal de médecine, de chirurgie et de pharmacie, t. XLIII, jan- vier 1812, p. 176.

(2) Richerand. Nosographie chirurgicale, 3ᵉ édit, t. III, p. 402, Paris, 1812.

(3) Astley Cooper. Traité de la hernie. Trad. Française par Chassaignac et Ri- chelot.

domen à l'exception de la partie gangrenée qu'on laisse dans la partie supérieure du sac.

Un autre chirurgien anglais, Lawrence (1), donne, quelques années plus tard, le même conseil de placer la portion gangrenée du côté de la plaie et d'attendre sans rien faire le résultat des efforts de la nature.

Cette pratique eut des imitateurs et nous verrons qu'il a fallu des désastres notoires pour qu'on la repoussât définitivement.

Scarpa (2), qui décrivit si admirablement pour la première fois la formation, les particularités et la marche de l'anus contre nature consécutif à la gangrène herniaire, admit que l'anus contre nature était la terminaison la plus favorable de l'étranglement ; et que, dans les tentatives que l'on avait faites jusqu'à lui pour réunir l'intestin divisé, l'art était resté fort au-dessous de la nature. Néanmoins il signale un certain nombre de dangers et de complications de l'anus contre nature sur lesquels nous aurons à revenir.

Jusqu'à cette époque on connaissait peu les principes physiologiques qui assurent la réunion de l'intestin, lorsque Jobert de Lamballe (3) proclama, après ses remarquables expériences que la réunion de l'intestin ne peut se faire que par l'accolement des séreuses. Il publia en même temps la méthode qu'il avait inventée pour obtenir celui-ci. Depuis, de nombreux perfectionnements ont été apportés à la suture de l'intestin.

Presque en même temps paraissent les remarquables travaux de Dupuytren (4) sur la cure de l'anus contre nature. Il insiste longuement sur les accidents de cette pénible infirmité

(1) Lawrence. Traité de la hernie. Traduction par P. Béclard et de J. Cloquet, Paris. 1818.

(2) Scarpa. Des hernies avec gangrène et des moyens que la nature emploie pour rétablir la continuité du canal intestinal, Paris, 1812, mém. IV.

(3) Jobert. Archives générales de médecine, janvier 1824. Traité des maladies chirurgicales du canal intestinal, Paris, 1829.

(4) Dupuytren. Leçons orales de clinique chirurgicale, t. IV et mém. de l'Acad. royale de médecine, 1828, t, I.

et,enthousiasmé des résultats que lui donna son ingénieux instrument l'entérotome,il blâme la pratique de l'entérorrhaphie,soit primitive au moment de la kélotomie,soit secondaire pour obtenir la guérison de l'anus contre nature. « Il n'est « personne, dit-il, qui ne sente les difficultés et les dangers « d'une telle méthode, et l'exemple donné par Rhamdohr ne « sera imité par aucun praticien raisonnable. Il faut respec- « ter la salutaire adhérence de l'intestin à la paroi et attaquer « l'éperon et la cloison. » Dans un autre travail (1), le chirurgien de l'Hôtel-Dieu se demande si on pouvait, en détruisant les adhérences des deux extrémités de l'intestin abouchées à l'anus, les invaginer et provoquer entre elles des adhérences de manière à rétablir la continuité du tube digestif. Une telle opération lui paraît accompagnée de trop de difficultés et de dangers pour jamais être entreprise par un chirurgien prudent ; elle remettrait en question non seulement la guérison de la maladie, mais la vie même des malades.

Murat (1824) (2) recommande de laisser au dehors les portions d'intestin adhérentes au sac herniaire. Quant il y a gangrène il faut ouvrir largement en sectionnant la partie malade, *jamais dans le vif*,puis abandonner le reste aux efforts de la nature.

Malgré ces conseils trop entachés d'exclusivisme, d'autres praticiens n'en continuaient pas moins à chercher des méthodes plus parfaites.

Lembert (3) publiait en 1826 un nouveau procédé de suture intestinale, basé comme celui de Jobert sur le principe de l'adossement des séreuses,mais plus avantageux par sa rapidité et par la facilité plus grande de son exécution.

Mais malgré les observations éparses dans les recueils du temps et que nous reproduisons plus loin, malgré le fait de Liégard (de Caen), publié et discuté à l'Académie royale de

---

(1) Dictionnaire de médecine et de chirurgie pratique,p. 148.
(2) Murat. Dictionnaire de médecine en 18 volumes.
(3) Lembert. Archives générales de médecine, 1826, 1re série, t. X, p. 318.

Médecine à la séance du 24 septembre 1825, la cause de l'entérorrhaphie était loin d'être gagnée.

Boyer (1), fâché sans doute d'un insuccès que lui avait donné
la méthode de Rhamdohr déclare que toutes les opérations pratiquées pour réunir les deux bouts dé l'intestin ont été plus
nuisibles qu'utiles, qu'en particulier le procédé de Rhamdohr,
par invagination, était une opération laborieuse, douloureuse,
qui devait toujours faire périr le malade.

Sanson (2) est dans les mêmes principes ; il est inutile,
pour lui, de chercher à disséquer les adhérences de l'intestin,
de retrancher les parties gangrenées, de réunir les bouts
divisés par la suture ; cette réunion convenant aux divisions
traumatiques et non aux hernies gangrenées.

Laugier dans l'article Hernie du dictionnaire en 30 volumes prescrit aussi d'inciser l'intestin gangrené et quelquefois
de le retenir au collet du sac au moyen de points de suture.

Velpeau (3), en 1833, à la séance de l'Académie de médecine
du 23 avril, vint apporter un fait dans lequel il avait suivi la
méthode que nous avons vue conseillée plus haut par les chirurgiens anglais Astley Cooper et Lawrence. Il avait rentré
dans l'abdomen un intestin présentant plusieurs perforations,
il le fit *avec des craintes extrêmes*, dit-il, l'opérée guérit parfaitement.

Encouragé par quelques succès du même genre, il donne,
dans son traité de médecine opératoire (4), un résumé de sa
dratique : « Dans une foule d'altérations, dit-il, la réduction
de l'intestin serait le meilleur remède ; telles sont les petites
plaies sans gangrène, les ulcérations de la face externe intéressant la tunique péritonéale et même la musculeuse. » Mais
il dit déjà : « la gangrène est l'accident qui s'oppose le plus
formellement à toute tentative de réduction. Dans ce cas, de

(1) Boyer. Des hernies du bas-ventre. Traité des maladies chirurgicales, t. VIII,
p. 44 et suiv., 4· édit.
(2) Sanson. Dict. en 15 vol., Paris, 1833, t. IX, p. 492.
(3) Velpeau. Archives générales de médecine, 1833, 2ᵉ série, t. I, p. 595.
(4) Médecine opératoire, t. IV, p. 165, 1839.

deux choses l'une ; ou bien la gangrène est évidente, et on ne peut songer à réduire, ou bien elle est contestable et superficielle, et alors on peut réduire. » On verra dans un instant que les insuccès de la réduction des hernies grangrenées firent changer les idées du grand chirurgien.

Dieffembach (1), en 1846, pratiqua avec succès une opération d'entérectomie primitive dans une hernie gangrenée suivie d'entérorrhaphie, et rappella l'attention sur une pratique que beaucoup jugeaient trop sévèrement.

Fabre (2) (1840) ne paraît pas avoir connu le fait de Dieffembach et se tient au précepte de l'anus contre nature.

Le traité de pathologie externe de Nélaton (3) résume bien toutes les indications mises en pratique à l'époque où il est publié. Dans les adhérences au sac, il conseille une dissection attentive ; si elles sont trop solides, la dissection est dangereuse ; on est exposé à blesser l'intestin, et il vaut mieux le laisser au dehors après avoir débridé. Nous verrons que c'est là une des meilleures conditions pour la réussite de l'entérorrhaphie.

Quand l'intestin est gangrené, on peut, si la perforation est très petite, suivre la méthode de Velpeau ou pratiquer la ligature latérale de Cooper ; si la lésion est plus grande et si l'intestin est fixé, il faut l'inciser largement, le laisser dans la plaie, puis débrider le collet. S'il est mobile, Nélaton conseille d'établir un anus contre nature. Il ne se montre pas partisan de la suture : l'entérorrhaphie a, dit-il, des inconvénients plus grands que ceux de l'anus anormal.

La thèse de concours de Broca (4) (1853) contient les mêmes préceptes et ne discute pas davantage la pratique de la suture dans les hernies gangrenées.

L'important travail de Nicaise (5) (1860) établit une classi-

<hr>

(1) Dieffembach. Arch. gén. de méd., 1837, t. XIII.
(2) Fabre. Dictionnaire des dictionnaires, 1840, t. IV, p. 610.
(2) Nélaton. Pathologie externe, t. IV, p. 265.
(4) Broca. De l'étranglement dans les hernies. Th. d'agrég., Paris, 1853.
(5) Des lésions de l'intestin dans les hernies. Th. doct., Paris, 1860.

fication très nette des lésions de l'intestin étranglé, à laquelle nous ferons de fréquents emprunts à propos du diagnostic des altérations. Il insiste sur un fait général dont nous aurons aussi à tenir compte, quand il dit que la *suture* réussit mieux dans les perforations accidentelles où les lèvres de la plaie sont nettes et les membranes peu altérées, que dans les perforations spontanées où, au contraire, il y a altération des membranes, irrégularité et amincissement des lèvres de la perforation. D'ailleurs, Gély (3) avait déjà vu ce fait, puisqu'il conseille fortement la résection des bords des perforations avant d'en pratiquer la suture.

Vidal (de Cassis) (1861) ne contient rien de nouveau sur le sujet qui nous occupe.

L'année 1861 nous fournit un contingent considérable de faits et de discussions. Jamain (4), dans sa thèse de doctorat se montre le défenseur de l'entérorrhaphie et s'efforce de la réhabiliter. Il reproduit un grand nombre d'observations anciennes et montre que, sur 10 opérations de Rhomdon, il n'y a eu que 4 morts primitives et 6 guérisons, malgré l'imperfection des moyens employés. Il s'élève contre la pratique de rentrer l'intestin présentant de petites perforations accidentelles et dit qu'il vaut toujours mieux les fermer par la suture ; cette opération n'a donné que 2 insuccès sur 16 cas. Dans les cas de gangrène partielle de l'intestin avec perforation, il établit une proportion de 9 succès sur 10 opérations. Enfin, quand la plus grande partie de l'anse herniée est gangrénée, bien que la plupart des chirurgiens, dit-il, préfèrent de nos jours l'anus contre nature, on peut réunir, 17 cas d'entérorrhaphie qui ont donné 9 succès et 7 insuccès.

Nous espérons arriver à des conclusions aussi favorables, surtout si l'on tient compte des progrès des procédés de suture moderne et des bienfaits de la méthode antiseptique.

---

(1) Gély. Recherches sur l'emploi d'un nouveau procédé de suture, 1859, p. 50.
(2) Jamain. Recherches historiques et cliniques sur l'entérorrhaphie. Th. doct., Paris, 1861.

La même année, notre excellent maître, le professeur Verneuil, à l'occasion d'un fait malheureux de sa pratique, se
montre défenseur de l'anus contre nature devant la Société
de chirurgie.

Malgré le nombre assez grand de guérisons obtenus par la
réduction et la suture, « je n'hésiterais pas, dit-il, à pratiquer l'anus artificiel ». Dans un important article (1) il établit
la classification que nous reprendrons à propos des perforations gangreneuses, et proscrit la suture. Pour lui, il n'est
qu'un moyen de prévenir l'épanchement des matirèes dans le
ventre, c'est l'anus artificiel.

Gosselin, dans la même discussion à la Société de chirurgie, conseille de ne pas toujours recourir d'emblée à l'anus
contre nature, considérant qu'il faut s'etforcer d'épargner aux
malades cette triste affection.

Giraldès défend, au contraire, la suture ; il la trouve excellente dans les cas de petites perforations et préférable à la réduction simple de l'intestin. Huguier rapporte un cas à l'appui de l'opinion de Giraldès.

Velpeau fit alors remarquer que si l'on guérit beaucoup
d'anus contre nature, il en est un grand nombre qui sont in-
curables. « Combien de malades, dit-il, ne voyons-nous pas
succomber avant même que l'anus soit bien établi ».

C'est encore dans les séances des mois de février et de mars
de la même année que fut vidée la discussion sur la réduction
de l'intestin présentant de petites perforations.

Bauchet vint rapporter un fait malheureux de ce genre et
souleva une longue et remarquable discussion à la suite de
laquelle Chassaignac, Broca, Verneuil, Giraldès, Gosselin,
proscrivirent absolument la réduction des anses perforées. Velpeau, lui-même, que nous avons vu ardent défenseur de cette
pratique, vint déclarer que ses idées étaient modifiées. « Cinq
fois, dit-il, j'ai fait la réduction, mais je ne recommande pas
cette pratique comme exemplaire ; elle peut être dangereuse

(1) Gaz. hebd., 1861, 1 et 15 mars.

dans beaucoup de circonstances. En semblables occasions, peut-être agirais-je de la même manière, peut-être établirais-je un anus contre nature ».

Dans son important Traité des hernies, le professeur Gosselin (1) ne discule pas les indications de la suture de l'intestin ; il insiste sur la pratique de l'anus contre nature, et bien que de nombreuses discussions aient déjà paru sur la suture de l'intestin, il ne croit pas devoir s'arrêter à l'étude de cette opération.

La thèse de Pissot (2) (1870), malgré son titre attrayant, ne nous fournit que peu de renseignements intéressants. Il repousse l'entérorrhaphie dans les larges perforations de l'intestin et conseille de recourir à l'anus artificiel, au nom de la « *raison*, de la prudence et de l'humanité ». Dans les petites perforations, au contraire, il repousse avec raison l'anus contre nature et préfère la suture de l'intestin pour laquelle il propose une modification du procédé de Gély.

Nous allons maintenant entrer dans la période tout à fait moderne caractérisée par les grands changements et les progrès considérables apportés dans la pratique de la chirurgie abdominale.

§ 3. — Période moderne.

Longue seulement de dix années, cette période est néanmoins la mieux remplie. Non seulement elle contient un grand nombre d'observations dont nous avons à rapporter le contenu, mais encore elle a vu naître plusieurs travaux d'ensemble, les uns d'expérimentation, les autres de critique, dans lesquels les auteurs reprenant les plus anciennes méthodes, ont essayé de préciser les indications, les causes des

(1) Gosselin. Traité des hernies abdominales, Paris, 1865.
(2) Pissot. De la suture de l'intestin gangréné dans la hernie étranglée. Th. doct., Paris, 1870, n° 116.

revers et des succès de l'entérorrhaphie dans la hernie gangrenée.

Kocher (de Berne) publie, en 1878, deux observations de résection et de suture de l'intestin, après gangrène, suivies du succès le plus complet.

L'année suivante, la question est portée devant le huitième congrès des chirurgiens allemands.

Kuester, après deux cas malheureux, conclut que les sutures se déchirent facilement au sein de la séreuse ; il faut donc, autant que possible, réserver l'entérorrhaphie pour les cas de fistule stercorale de date ancienne,

Billroth, considérant que l'entérotome donne souvent lieu à des phénomènes de collapsus, admet que, dans la cure des fistules stercorales, il vaut mieux faire la suture de l'intestin que d'appliquer l'entérotome.

La thèse de Larivière, publiée la même année 1875, étudie longuement les diverses variétés de perforations et les divers moyens d'y remédier (1). Ce travail, bien fait d'ailleurs, ne s'occupe que des petites perforations ; il insiste, avec raison, sur les avantages de la suture ou de la simple ligature en bourse dans le traitement.

Le Traité de Follin et Duplay (2) contient de précieuses remarques sur certaines variétés d'adhérences dont nous aurons à parler plus loin. Mais, au traitement des hernies gangrenées, on ne trouve absolument rien touchant la question qui nous occupe. La suture de l'intestin n'occupe pas plus de place que dans le traité du professeur Gosselin.

C'est alors que paraissent plusieurs travaux importants des chirurgiens allemands.

Czerny (1880), à propos d'observations personnelles, publie un article sur la résection de l'intestin (3), dans lequel, trou-

(1) Larivière. De l'emploi de la ligature et de la suture de l'intestin dans les petites perforations des hernies étranglées. Th. Paris, 1875.

(2) Follin et Duplay. Traité de pathologie externe, t. VI, 1880. Des hernies en général.

(3) Czerny. Zur Darmresection. Berliner klinische Wochenscrift, n⁰ˢ des 8 et 29 novembre 1880.

vant insuffisante la suture de Lembert, il propose une suture à double rang dont nous aurons à reparler.

Beck (1880) (1) reprend les expériences diverses des anciens sur les résections, les plaies et les sutures de l'intestin et pratique 69 vivisections. Il conclut, dans son travail, que la résection est moins grave que l'anus contre nature ; qu'elle doit être préférée toutes les fois qu'elle est possible, tandis que l'anus contre nature ne doit être pratiqué que lorsque la gangrène est très étendue ou diffuse.

On trouvera peut-être ces conclusions hardies, surtout si l'on songe que leur auteur se base sur des faits de pure expérience pratiquée sur des animaux sains et par leur nature plus résistante que l'homme.

L'année suivante (1881), nous avons un très important mémoire de Madelung (2) sur l'entérorrhaphie circulaire et la résection de l'intestin ; nous y avons relevé un grand nombre d'observations de hernies gangrenées traitées par ce procédé.

Carl Jaffé, après avoir énuméré les cas connus d'entérorrhaphie dans les hernies gangrenées et établi une statistique de 44 0/0 de guérisons, étudie avec un soin minutieux les divers temps de l'opération et, en particulier la résection et la suture.

Alors on voit renaître l'idée de l'entérorrhaphie secondaire dont nous avons vu le précepte nettement formulé dans le mémoire de Louis.

Graëffe (3), assistant de Thiersch à la clinique chirurgicale de Leipzig, conseille, en effet, dans la cure des hernies gangrenées, de faire l'opération en deux temps plus ou moins éloignées ; de donner d'abord libre cours aux matières intestinales, puis de pratiquer, à une date ultérieure, l'entérectomie suivie de l'entérorrhaphie.

(1) Beck. Arch. für klinische chirurgie. Band XXII selft I, p. 74, 1880. Uber die bekandlung gangranosen hernien.

(2) Madelung. Uber circulare darmnath und darmresection. Arch. für klinische chirurgie, 1882, p. 277.

(3) Graefe. Berliner klinische Wochenscrift, 1881, p. 104.

C'est encore là même année que Rydygier (1) publia, à propos d'observations personnelles, un long travail où il étudie tous les détails de l'opération primitive ou faite pour guérir l'anus contae nature. Il se montre également partisan de la suture secondaire et il essaie d'en préciser les médications.

Le profeseur Julliard (2) (de Genève), dans un fort intéressant mémoire publié l'année dernière sur deux cas d'anus contre nature traités par résection et suture de l'intestin, se montre partisan très déclaré de ces opérations. Rentrant ainsi dans les rangs des partisaus de la suture secondaire, il pense que l'entérectomie suivie d'entérorrhaphie est le procédé le plus sûr et le plus rapide pour guérir l'anus contre nature. La résection de l'intestin, faite aussitôt après le débridement dans une hernie gangrenée présente, pour lui, bon nombre de difficultés et grandes chances d'insuccès ; au contraire, elle est simple et peu dangereuse quand on la fait secondairement. En somme, pour M. Julliard, il faut, aujourd'hi comme autrefois, établir d'abord l'anus contre nature, quitte à faire plus tard l'entérectomie secondaire pour guérir cette infirmité.

Notre excellent maître, M. Bouilly, professeur agrégé à la Faculté de médecine, a publié, cette année même, une très intéressante Revue sur le sujet qui nous occupe (1). Il examine à fond, dans ce travail, toutes les particularités des observations nombreuses qu'il rapporte ; pèse judicieusement les causes des succès et celles des revers. Dès le début, il établit une utile distinction sur laquelle nous aurons à revenir. L'entérectomie et l'entérorrhaphie, envisagées comme opérations complémentaires immédiates de la kélotomie, c'est-à-dire succédant à une opération d'urgence, sont souvent, comme celle-ci, faites dans des conditions générales et locales aussi

(1) Rydigier. Uber circulare darmresection mit nachfolgender darmnhat. Berliner klin. Wochens., 1881; nᵒˢ 41, 42 et 43, p. 593, 619 et 632.

(2) Julliard. Deux cas de résection de l'intestin pour anus contre nature. Guérison. Revue de la Suisse romande, 15 août 1882.

(3) Bouilly. Revue sur l'entérectomie et l'entérorrhaphie. In Revue mensuelle de chirurgie, 1883, p. 362 et 540.

mauvaises que possible. Mais il n'en est pas de même quand elles sont faites pour remédier à un anus contre nature. Car on peut alors décider de l'opportunité de l'opération, et en préparant le malade, le mettre dans les conditions les plus favorables. Il publie ensuite une statistique de 36 opérations primitives dont 18 ont été suivies de mort ; mais, comme il le fait remarquer, beaucoup présentaient, au moment de l'opération des complications qui dictaient une conduite moins hardie. L'indication opératoire n'existait donc pas dans sa plénitude. De l'autre moitié, *neuf* guérirent d'emblée, c'est-à-dire le quart ; *sept* guérirent rapidement après formation et occlusion d'une petite fistule. *Deux*, enfin, sont restés : l'un avec une fistule stercorale, l'autre avec un anus contre nature. Dans ces conclusions, M. Bouilly est plus hardi que M. Julliard. Pour lui, en effet, et nous partageons pleinement cette opinion, la résection suivie de la suture de l'intestin, réalise un immense progrès dans la thérapeutique de la hernie étranglée. C'est, il est vrai, une intervention difficile et délicate, mais c'est l'affaire du chirurgien de profession. M. Bouilly résume ensuite les indications de l'opération primitive de la manière suivante :

« L'entérectomie et la suture sont autorisées et indiquées dans des circonstances déterminées et peuvent être tentées :

« 1° Toutes les fois que l'état général de l'opéré ne sera pas assez mauvais pour faire redouter la durée plus grande de l'opération et l'administration prolongée du chloroforme et faire prévoir une terminaison rapidement mortelle, soit par syncope, refroidissement, abondance des vomissements, congestion pulmonaire ;

« 2° Que l'examen minutieux de la variété de hernie de la nature actuelle des accidents permettra de rejeter l'existence d'une péritonite généralisée ou d'une grave complication d'ordre quelconque ;

« 3° Que l'on pourra constater au moment de l'opération, qu'il n'y a point de matières fécales épanchées dans le péritoine ;

« 4° Que l'on croira pouvoir facilement attirer à l'extérieur toute la portion intestinale et mésentérique gangrenée et réséquée dans les portions saines, tant de l'intestin que du mésentère ;

« 5° Que l'on pourra rétablir d'une manière solide et efficace la continuité de l'intestin sans être gêné par une trop grande différence de calibre des bouts réséqués. »

Après avoir décrit avec soin le Manuel opératoire et indiqué quelques précautions très utiles, M. Bouilly, tenant compte des *périls* de l'opération complète et des *gros dangers* de l'anus contre-nature, propose une méthode mixte dont nous parlerons plus loin et dans laquelle la résection se fait totalement d'emblée, tandis que la suture se fait en deux temps.

Dans la dernière partie de son travail, publié au mois de juillet dernier, M. Bouilly examine les résultats de la résection circulaire et de la suture intestinale dans la cure de l'anus contre-nature. La statistique des cas qu'il rapporte, porte sur 26 observations, dans lesquelles il relève 15 guérisons et 11 morts. Dans les conclusions de cette seconde partie, il n'est pas aussi affirmatif que M. Julliard. Nous avons vu plus haut que ce dernier considère la résection et la suture comme le meilleur moyen de guérir l'anus contre-nature. M. Bouilly pose, au contraire, les indications suivantes :

« 1° Dans les cas où des tentatives antérieures, compression, application de l'entérotome, suture. autoplastie, ont été suivies d'insuccès ;

2° Quand l'examen fait méthodiquement fait reconnaître la difficulté de se rendre un compte exact de l'état des parties, il vaut mieux faire une intervention large et franche qu'une incomplète, qui fait courir les mêmes dangers sans offrir les mêmes chances de succès ;

« 3° Quand on aura reconnnu une disposition anormale des deux bouts, superposition, croisement, éloignement ou différence notable de calibre, ou plusieurs perforations sur le même point;

« 4° Quand il existe un renversement irréductible de l'un des bouts de l'intestin, et à plus forte raison, des deux ;

« 5° Quand il y a complication d'un prolapsus étendu de la muqueuse avec ou sans invagination de la portion intestinale sous-jacente;

« 6° Quand on reconnaîtra un anus contre-nature sans éperon, constitué par une de ces larges pertes de substance qu'une suture des bords de l'orifice ne saurait combler. »

Comme on le voit, le champ laissé à la suture de l'intestin est encore assez étendu.

Une thèse intéressante, soutenue au concours d'agrégation en chirurgie par M. le Dr Pollosson (1) (de Lyon), montre combien sont peu fidèles toutes les méthodes de guérison de l'anus contre nature qui ne sont point basées sur le principe de l'adossement des séreuses.

« L'entérectomie, dit-il, suivie de l'entérorrhaphie, remplit, en une seule séance, la double indication de rétablir le cours des matières et de fermer la perte de substance. » Comparent ensuite les divers procédés de traitement, il montre que cette méthode est supérieure à toutes les autres par la rapidité de la guérison et l'absence des complications.

La fermeture des anus contre nature par l'inflexion de la séreuse est bien, comme le dit le professeur Trélat (2) : « une garantie incontestable de succès au point de vue de la fermeture de l'orifice et de la guérison rapide et définitive de la fistule. »

La question dont nous nous occupons a encore récemment été soulevée dans une séance du douzième Congrès des chirurgiens allemands. Riedel (3) (d'Aix-la-Chapelle), y rapporte un cas de résection et de suture pour adhérences, oblitérant le calibre de l'intestin. Parlant ensuite de la cure des hernies

---

(1) Pollosson. Traitement de l'anus contre nature et des fistules stercorales. Th. agrégat., 1883.

(2) Trélat. Clinique du 13 mars 1883.

(3) XII. Congrès des chirurgiens allemands. In Centralb. für chirurgie, 1883, n. 23 supplément.

gangrenées, il se montre partisan de la résection et de la suture hâtives. Après avoir pratiqué la kélotomie, on peut,
d'après cet auteur, lever l'étranglement, puis attirer hors du
ventre la portion d'intestin étranglée et gangrenée. C'est vingt-
quatre heures après, sans attendre les dangers de l'établissement de l'anus contre nature ni l'affaiblissement du malade
par la fistule stercorale, qu'il faut réséquer la portion d'intestin malade et fairè la réunion.

Comme on le pense déjà et comme on le verra d'ailleurs à
propos des observations, cette période moderne est extrêmement riche en faits et en travaux ; nous avons largement
puisé dans ceux-ci, longuement examiné ceux-là, pour tâcher
de nous faire une opinion sur ce point des plus épineux. La
comparaison des méthodes anciennes et des perfectionnements
modernes nous montrera que si, à la fin de cette année, la
cause de la suture intestinale primitive ou secondaire dans
la cure de certaines hernies, n'est pas gagnée, du moins elle
est très près de l'être. Elle montrera aussi combien la chirurgie moderne doit rendre d'actions de grâces aux méthodes
antiseptiques, pour la sécurité qu'elles lui donnent dans des
opérations pour lesquelles nos anciens maîtres gardaient une
juste abstention, tout en reconnaissant leur efficacité.

CHAPITRE II.

DIAGNOSTIC DES ALTÉRATIONS DANS LE COURS DE LA KÉLOTOMIE.
ADHÉRENCES. GANGRÈNE.

Souvent, on peut, en se basant soit sur la longueur du temps qui s'est écoulé depuis le début des accidents, soit sur des commémoratifs clairement indiqués, prévoir les lésions que l'on devra trouver en pratiquant l'opération de la hernie étranglée. Mais toutes ces notions sont tellement fallacieuses, L'apparition des altérations suit des règles si peu précises, qu'à moins de grande évidence, il faut commencer toute opération sans idée préconçue et faire, à mesure que l'on avance, la reconnaissance des couches de tissu que l'on traverse. Nous nous proposons de jeter ici un rapide coup d'œil sur des lésions de deux ordres, les adhérences et les eltérations gangréneuses. On peut les trouver isolées, on peut les rencontrer réunies. Enfin, il est des cas où les adhérences paraissent être la principale et l'unique cause des symptômes d'étranglement présentés par le patient.

§ 1ᵉʳ. — ADHÉRENCES INTESTINALES.

Nos traités classiques de ces vingt dernières années s'arrêtent peu sur ces lésions, qui nous semblent toutefois présenter un grand intérêt pour le chirurgien. D'après M. le professeur Gosselin (1), les adherences rares dans les entérocèles sont toujours molles et causent rarement des accidents. On lit dans le Traité de Follin et Duplay, que les adhérences sont

(1) Gosselin. Traité des hernies abdominales, Paris, 1865, p. 53.

les lésions qui déterminent le plus souvent les complications inflammatoires dans les hernies.

Scarpa, dans son important Traité, établit le premier, une classification des adhérences de l'intestin dans les hernies, et il prend pour bases les caractères anatomiques de ces adhérences. Pour lui, on peut en trouver trois variétés différentes : les adhérences *gélatineuses*, les adhérences *filamenteuses* ou *membraneuses*, et les adhérences *charnues*.

Boyer semble s'attacher à des caractères devant frapper plus nettement l'opérateur; elles sont de deux espèces : les unes, *lâches*, *celluleuses*, faciles à détruire ; les autres, *denses*, *serrées*, *inséparables avec les doigts*.

Nélaton, au contraire, les distingue surtout d'après les organes qu'elles intéressent dans la hernie, et il étudie successivement les adhésions de l'anse herniée avec l'épiploon, celles qui s'établissent entre plusieurs anses, ou entre différents points de la surface de l'anse ; enfin les adhésions avec les différents points du sac.

Cruveilhier donne, dans son Traité d'anatomie pathologique, une division qui montre les différents degrés du processus inflammatoire qui produit l'adhérence. Suivant l'ancienneté de ce processus, elle sera pseudo-membraneuse, celluleuse ou fibreuse.

M. Nicaise (1), professeur agrégé à la Faculté, dans sa remarquable étude sur les lésions herniaires, donne une classification facile à retenir, très analogue à celle de Scarpa. Nous l'adopterons en y ajoutant cependant quelques particularités. On peut rencontrer des adhérences de quatre aspects différents :

1° Des adhérences *molles*, gélatineuses ou pseudo-membraneuses, comme on les a trouvées dans quatre des observations que nous rapporterons plus loin. Elles sont le produit d'un travail inflammatoire récent, la péritonite herniaire ; l'intestin est recouvert d'un exsudat rougeâtre ou saumoné, tomen-

(1) Nicaise. Des lésions de l'intestin dans les hernies. Th. doct., Paris, 1860.

teux, qui l'unit au sac qui lui-même est notablement injecté. La paroi intestinale est œdématiée, épaissie : on peut facilement avec le doigt dissocier ces adhérences ; d'ailleurs elles ne donnent aucun écoulement sanguin.

2° A un degré plus avancé, l'exsudat pseudo-membraneux s'est organisé, et on a un tissu cellulaire jeune, encore mince et flexible ; alors, suivant que la hernie est encore mobile et réductible, ou bien qu'elle reste toujours dans le sac qui la contient, ce tissu celluleux prend des aspects variés qui expliquent ce que l'on trouve dens les diverses hernies. Quand les hernies étaient habituellement réductibles, l'adhérence de l'intestin avec le sac ou l'épiploon est plus ou moins allongée, tantôt sous forme de filaments, de volume et de longueur variables, tantôt sous forme de membranes allongées, minces, qui n'établissent pas un contact immédiat entre les parties. Il est facile de prévoir et de reconnaître que cette seconde variété d'adhérences est d'un pronostic aussi favorable que la première. L'instrument tranchant n'a pas à craindre, en les divisant, de blesser les organes du voisinage.

3° Il n'en est pas de même des adhérences de la troisième variété. Produit d'un travail inflammatoire intense, favorisé dans son accomplissement par l'immobilité des parties irréductibles, elles ont la nature du tissu cicatriciel. Plus la lésion est ancienne, plus l'adhésion est intime ; c'est ainsi que nous verrons signalées dans une observation d'Arnaud, des adhérences semblables à une cicatrice dure et calleuse. Plus le travail inflammatoire a été profond si surtout, comme dans notre première observation, il y a eu un foyer de suppuration, un abcès du sac herniaire, l'adhérence est si intime, ou plutôt la fusion des tissus est telle qu'il est devenu tout à fait impossible de distinguer ce qui appartient à l'intestin de ce qui est le tissu cicatriciel.

Ce fait facile à vérifier, explique pourquoi nous voyons la dissection des adhérences repoussée comme impraticable par un grand nombre de chirurgiens. Il explique aussi pourquoi les opérateurs les plus habiles ont fatalement blessé l'intestin

en essayant de mener à bonne fin une dissection matériel-
lement impraticable. Ces adhérences si graves, se font ordinairement par de larges surfaces, tantôt avec l'épiploon, tantôt avec le sac. Dans notre observation, on a vu qu'elle
avait une longueur de 2 centimètres 1/2 sur 1 centimètre de
largeur; plus récemment nous avons disséqué une hernie
inguinale anciennement irréductible, la surface d'adhérence
était une bande de 8 à 9 centimètres de longueur sur 1 centimètre 1/2 à 2 centimètres de largeur.

L'ancienneté de l'adhérence rend compte de quelques différences qui existent dans l'aspect du tissu. Tantôt elle est
relativement jeune, bien que très serrée, le tissu contient de
nombreux vaisseaux, c'est l'adhérence charnue de Scarpa.
Nous allons relever deux exemples de cette forme dans nos
observations. Dans ces cas, la dissection en coupant les vaisseaux donne lieu à un écoulement sanguin quelquefois assez
considérable. Il est toujours ennuyeux, car on est obligé d'attendre sa fin pour remettre l'intestin dans l'abdomen. On a
même employé pour la réprimer des manœuvres hardies
(Trélat, Broca), qui ont été suivies de succès.

Quand le tissu cicatriciel est plus ancien, le nombre des
vaisseaux a de beaucoup diminué; le tissu est dur, blanc et
crie sous le scalpel; sa coupe n'est point saignante comme
dans le premier cas.

Nous avons passé en revue les diverses variétés d'adhérences. Nous désirons encore insister sur des cas particuliers,
qui sont justiciables d'une intervention tout à fait spéciale.
Tout ce que nous avons dit se rapporte aux adhérences de
l'intestin avec le sac ou avec l'épiploon; mais il est un autre
ordre de faits, rares mais intéressants, où les adhérences rat-
tachent l'une à l'autre deux portions plus ou moins rappro-
chées de la même anse intestinale. Dans quelques cas la hernie
est volumineuse, depuis longtemps irréductible, la tumeur a
subi une ou plusieurs poussées inflammatoires, ou bien le
travail s'est fait sourdement. Les anses intestinales sont alors
toutes collées ensemble et comme creusées dans une masse

solide. Il nous est arrivé, en 1875, alors que nous étions interne à l'hospice des Ménages. de disséquer une grosse hernie ombilicale ainsi constituée. Elle avait le volume d'une tête d'enfant et elle contenait des anses d'intestin grêle qui se repliaient plusieurs fois sur elles-mêmes, et qui étaient si fortement adhérentes entre elles, qu'une section au milieu de la tumeur montrait leur calibre béant sur la coupe. Dans un cas que nous relatons plus loin, Arnaud (obs.   ) nous a transmis l'histoire d'un malade porteur d'une grosse hernie inguino-scrotale, qui contenait sept pieds d'intestin dont les anses, réunies toutes entre elles par des adhérences, formaient un paquet volumineux, qui lui-même adhérait au sac herniaire.

L'observation de Riedel, montre une forme moins compliquée. Dans ce cas, l'intestin était coudé deux fois sur lui-même, et de solides adhérences reliaient entre elles les parties de sa surface du côté concave, d'une façon si étroite que sa lumière était complètement oblitérée.

Signalons, en terminant cette courte étude sur les adhérences, une forme toute spéciale en U, dont Jobert (de Lamballe) rapporte deux observations, et qui peut échapper à un examen superficiel. Dans ces cas, il existait une seule anse dans la hernie ; des adhérences solides dans un des cas, récentes dans l'autre réunissaient l'une à l'autre les deux surfaces mésentériques en contact, à tel point que ces deux portions formaient une large valvule qui obstruait complètement le calibre de l'intestin. On concevra combien il est difficile de remédier à cette disposition, si l'on pense qu'il ne suffit pas de sectionner un tissu cicatriciel ainsi disposé pour l'empêcher de se rejoindre. Nous en reparlerons à propos du choix du procédé curateur.

§ 2. — ALTÉRATIONS GANGRENEUSES.

Lorsque la kélotomie a mis sous les yeux du chirurgien

une anse intestinale étranglée, il doit l'examiner avec un soin des plus minutieux sur toutes ses faces. Il est absolument nécessaire, une fois le débridement opéré, d'attirer en dehors un peu plus d'intestin qu'il n'y en a dans la hernie, afin de bien examiner la paroi au niveau même du point de l'étranglement. Ces deux préceptes sont de la plus haute importance.

L'examen de l'intestin au niveau de l'étranglement et dans l'étendue de l'anse herniée doit tenir compte de toutes les particularités, même les plus minimes en apparence. Il faut tenir grand compte des modifications de couleur, de consistance, d'épaisseur qui peuvent se rencontrer. Il est, en effet, des cas très simples où l'intestin, livide et affaissé, laisse écouler des matières stercorales dans le sac ; la perforation gangreneuse est évidente. Là n'est pas la difficulté ; tandis qu'on voit les praticiens les plus consommés hésiter devant des altérations modérées, et se demander si oui ou non elles seront suivies de gangrène et de perforation. Le titre de ce paragraphe doit donc cliniquement être notablement étendu, nous sommes logiquement obligé d'y faire rentrer toutes les lésions qui peuvent amener ou la gangrène vulgaire, ou une perte de substance due à un autre mécanisme, mais impliquant toujours une nécrose limitée, qui est le passage entre l'altération primitive et la perforation.

Et nous devons noter dès maintenant que cet accident (la perforation) succède parfois à des altérations pouvant passer pour insignifiantes. Cette distinction entre les lésions évidemment gangreneuses, et celles tout aussi redoutables qui doivent presque fatalement amener la nécrose, n'est nettement apparue qu'à propos d'observations et de remarques publiées par M. le professeur Verneuil, en 1861, et sur lesquelles nous reviendrons.

Les anciens auteurs insistaient surtout sur l'étendue de la gangrène, et sur ses signes anatomiques.

C'est ainsi que Louis distingue deux cas : celui où l'intestin présente une gangrène limitée, et celui où une anse tout entière est frappée de nécrose.

Boyer (1) donne une description remarquable des signes de la gangrène.

Jobert (de Lamballe) distingue deux périodes dans l'aspect de la hernie : dans l'une, il y a simple mortification de l'organe, l'eschare est insensible, sans chaleur, sans mouvement, flasque et couleur de paille terne ; dans l'autre, l'eschare est détachée : ces descriptions ne s'appliquent, comme on le voit, qu'aux cas de la plus haute évidence.

Velpeau (2) donne quatre caractères essentiels pour reconnaître la gangrène : 1° l'odeur fétide et cadavéreuse de l'anse herniée ; 2° la couleur gris noirâtre ou cendrée, souvent irrégulière et comme formée de marbrures pourpres, noires, chocolat, feuille morte, de l'anse intestinale ; 3° la consistance de linge mouillé ; 4° l'insensibilité apparente.

Nélaton ne donne point de meilleurs caractères que ceux que nous venons d'indiquer.

M. Nicaise donne, dans sa thèse, une classification excellente des lésions, que nous croyons utile de rappeler ici. Il fait observer que le mécanisme des perforations n'est pas le même au niveau de l'étranglement et sur l'anse intra-herniaire. Au point étranglé, on observe des fissures complètes ou non, mais étroites, produites mécaniquement et entourées d'un tissu qui peut ne pas être frappé de gangrène. Sur l'anse étranglée, elles sont presque toujours gangreneuses. Il montre aussi la graduation des lésions que subit cette anse, et nous allons y reconnaître tous les aspects qui ont frappé nos regards dans les diverses opérations auxquelles nous avons été assez heureux d'assister. Dans les cas les plus récents, l'intestin présente une simple congestion, les vaisseaux sont visibles, les tuniques sont encore saines.

A un degré plus marqué, l'anse herniée est d'un rouge uniforme, elle est œdémateuse, tendue, et ses parois sont notablement épaissies.

(1) Traité des maladies chirurgicales, t. VIII, p. 130.
(2) Velpeau. Gaz. des hôp., 1833, p. 283.

Plus tard, l'intestin est rouge vineux, violet ou noir, la paroi est infiltrée de sang, qui y forme parfois des sortes de thrombus ; elle est épaissie, très tendue et résistante.

Enfin, la gangrène est évidente, le liquide du sac a une odeur fétide, l'intestin est brun foncé ou noir, il est perforé et affaissé.

Le professeur Verneuil (1), en 1861, frappé des accidents nombreux qui surviennent par suite de perforations d'anses intestinales réduites avec des altérations, a établi un catalogue très complet des lésions qui doivent inspirer au chirurgien des craintes pour la vitalité de l'intestin, et modifier sa conduite :

1° Perforations, grandes ou petites, siégeant sur la connexité de l'anse ou au niveau de l'anneau d'étranglement ;

2° Ulcérations incomplètes ayant divisé les tuniques internes de façon que la paroi ne consiste plus que dans la membrane séreuse ;

3° Gangrène de l'intestin, même peu étendue, et sans trace évidente de perforation ;

4° Altérations douteuses de la paroi intestinale sans gangrène confirmée, mais laissant le doute dans l'esprit de l'opérateur ;

5° Contusion violente de l'intestin, provenant le plus souvent d'un taxis immodéré, toutefois sans rupture ou gangrène actuelle.

Le professeur Gosselin signale encore dans les altérations de la hernie étranglée de petits abcès de la paroi intestinale, qui peuvent se terminer par gangrène et perforation.

Nous trouvons dans les ouvrages de Follin et S. Duplay des lignes qui indiquent très bien qu'à l'époque où nous vivons on n'est pas encore fixé. Les caractères de la gangrène intestinale sont pour eux encore mal définis ; la gangrène confirmée présente bien, en général, une coloration grisâtre, à

(1) Verneuil. In Gaz. hebd. de médecine et de chirurgie, 1861, numéros du 1er et du 15 mars.

teinte livide, plus claire que les teintes foncées des premières périodes de l'étranglement, mais au début, disent-ils plus loin, il est souvent difficile de savoir si l'intestin est encore doué de sa vitalité, ou s'il est gangrené par place.

Parcourant les nombreuses observations de hernie étranglée que nous avons rassemblées, nous avons cherché à nous rendre compte de la profondeur des lésions observées, et du temps qu'il avait fallu pour les produire. On reste convaincu qu'il est impossible d'établir des règles déterminées. Bien que l'on doive tenir compte de la variété des hernies, que l'on sache que les hernies crurales se gangrènent plus vite que les inguinales, que les hernies inguinales dites congénitales s'altèrent plus rapidement que les ordinaires, il ne faut pas trop s'en rapporter à ces probabilités.

Richter, en 1760, avait bien nettement énoncé ces vérités : « Tantôt, disait-il, les accidents parviennent promptement à leur plus haut degré; tantôt ils ne l'atteignent que lentement. Quelquefois une hernie étranglée est mortelle au bout de six heures, d'autres fois elle ne l'est pas encore au bout de vingt jours, ce qui dépend de la cause et de l'espèce de l'étranglement. »

Les propositions de Richter sont toujours vraies, et nous avons trouvé leur justification dans un certain nombre de faits consignés dans la thèse de M. Nicaise. Il rapporte un cas d'étranglement présentant une anse d'un brun foncé avec une petite perforation à la vingt-deuxième heure seulement; dans un autre cas, au deuxième jour, l'anse herniaire présentait une teinte d'un rouge sombre avec une plaque gangreneuse, déterminant une péritonite herniaire. Un des externes de Velpeau était atteint d'étranglement; onze heures après le début on trouvait une anse d'intestin noirâtre, elle n'était pas perforée. Velpeau la réduisit; au quatorzième jour, le malade mourait de péritonite par épanchement stercoral.

Raers (1), en 1874, rapporte un cas de perforation intesti-

(1) Raers. Gaz méd. de Strasbourg, n° 6, juin 1874.

naie, consécutive à la réduction au septième jour d'une hernie étranglée, et qui s'était produite après le rétablissement complet du cours des matières.

La même année, M. Verneuil (1) publiait un cas de perforation qui s'était produit consécutivement à la réduction d'une hernie étranglée depuis trois jours; au moment de l'opération, l'anse herniée présentait une teinte bleuâtre asphyxique.

La thèse de Fouillaron (2) contient le fait suivant, qui montre combien les lésions, en apparence les plus minimes, peuvent causer d'ennuis dans la suite si on les abandonne à elles-mêmes. Un malade présentait un étranglement herniaire depuis un jour; on pratique la kélotomie : on trouve simplement une petite érosion tout à fait superficielle de la séreuse au niveau du collet du sac. C'en était assez; la réduction fut opérée, mais au douzième jour il se déclare une fistule stercorale, dont le malade fut assez heureux pour guérir ensuite.

La perforation de l'intestin peut encore se montrer beaucoup plus tardivement après la réduction.

M. Després (3), voulant montrer le danger d'un taxis trop violent et prolongé sans mesure, rapporte un fait qui peut servir de méditation aux amateurs du taxis forcé. Il avait opéré un malade qui avait subi, sans succès, plusieurs tentatives brutales de réduction; l'intestin était ecchymosé, mais ne paraissait pas devoir céder. Il fut réduit, et 35 jours seulement après se montra une fistule stercorale. Nous pourrions citer un grand nombre de faits du même genre; mais nous ne le ferions qu'en nous écartant de notre sujet.

D'autre part, il ne faut pas inspirer une défiance trop grande pour les lésions intestinales. Nous avons relevé plus haut l'odeur fécaloïde du liquide du sac; cette odeur n'est pas un signe constant de perforation ou de gangrène. Le liquide

(1) Verneuil. Bulletin de la Soc. anatomique, 6 mars 1874.
(2) Des perforations de l'intestin après la kélotomie. Th. Paris, 1881. n° 302.
(3) Després. Gaz. des hôp., 1881.

du sac, comme l'a démontré le docteur Nepveu, peut prendre ces caractères, et contenir même des organismes intestinaux, sans pour cela communiquer avec l'intestin. Ce fait s'explique par une de ces transsudations, dont nous voyons des exemples si fréquents dans l'économie, et il montre qu'il faut dans ces cas avoir bien soin de laver la surface de l'intestin avec une solution antiseptique, ainsi que tout le sac herniaire avant de réduire.

Il ne faut pas non plus être effrayé par la coloration brune ou noirâtre que présente l'intestin dans quelques cas. Le 6 juin dernier, nous avons assisté, à la clinique de M. le professeur Trélat, à une opération de hernie étranglée que l'on peut lire dans le Bulletin de la Société de chirurgie (1). Le malade était atteint d'une hernie inguinale gauche congénitale étranglée, il avait subi plusieurs tentatives infructueuses de taxis ; la kélotomie fut pratiquée trente-trois heures après l'étranglement. L'anse d'intestin, fortement étranglée, était distendue, fortement congestionnée et d'une coloration noirâtre semblable à celle du boudin noir. On aurait pu croire à une altération très profonde. Après le débridement, M. Trélat attira l'anse au dehors, et en quelques instants on put la voir changer de couleur. La coloration noirâtre se modifia peu à peu, et la teinte noire fut remplacée par une coloration rougeâtre indiquant que la circulation était rétablie.

Pour nous résumer, et considérant le nombre considérable d'observations de hernies terminées par gangrène après une réduction intempestive, nous pensons qu'en pratique on ne saurait mieux faire qu'adopter toutes les catégories établies par le professeur Verneuil.

Il faudra, en somme, reconnaître comme incompatibles avec la réduction, et réclamant une intervention spéciale, les lésions suivantes :

La gangrène d'une anse intestinale dans sa totalité ;

Les plaques gangreneuses perforées ou non ;

(1) Voir Bull. et mém. de la Soc. de chir., 1883, p. 674.

Les points où la surface dépolie, la teinte noirâtre ou brune, feuille morte, annoncent une gangrène prochaine ;

Une coloration uniforme, noire, brune, ne se modifiant pas quand l'étranglement est levé ;

Les fissures de l'intestin au niveau du collet du sac ou de l'anneau constricteur ;

Les épanchements sanguins considérables accompagnés d'ecchymose et de friabilité des parois, consécutifs à des tentatives exagérées de taxis.

En terminant ce chapitre, signalons enfin une division importante qui nous guidera dans la suite : les lésions sus-indiquées peuvent détruire ou compromettre l'intestin dans la totalité ou seulement une portion de sa circonférence.

CHAPITRE III.

DE L'INTERVENTION DANS LES HERNIES ÉTRANGLÉES COMPLIQUÉES D'ADHÉRENCES.

Nous avons, dans la première partie du chapitre précédent, étudié les variétés anatomiques que présentent les adhérences de l'intestin. Voyons maintenant quelle conduite il faut choisir quand on les rencontre dans le cours d'une opération. Cette pratique a notablement varié et nous pouvons dès maintenant faire remarquer que les praticiens ont semblé moins hardis dans leurs décisions devant les adhérences que devant la gangrène intestinale. Cependant, la clinique nous donne des enseignements bien précis. La thèse du Dʳ Mougeot, que nous avons déjà citée plus haut et qui fut inspirée par le professeur Trélat, a attiré l'attention sur ces pseudo-étranglements causés par des adhérences de l'intestin. Plus récemment, le docteur Bourguet (d'Aix) présentait à la Société de chirurgie un autre travail (1), dans lequel il insistait sur la bénignité relative de la kélotomie dans les hernies compliquées d'adhérences,

Ces deux travaux et les discussions qu'ils ont suscitées montrent qu'il est une catégorie spéciale d'accidents herniaires, reconnaissables à la marche moins rapidement grave des symptômes, à la dépression moins rapide des forces du malade, à l'efficacité d'une kélotomie souvent pratiquée très tardivement, et ces accidents sont dus à des adhérences herniaires. Nous ne voulons pas dire pour cela qu'il faut cliniquement

(1) De l'étranglement dans les hernies compliquées d'adhérences anciennes et d'irréductibilité. Bourguet (d'Aix). Bull. de la Soc. chir., 1880, p 51

séparer ces cas de l'étranglement herniaire ; les différences
s'accuseront peut-être davantage quand les observations seront plus nombreuses. D'ailleurs le résultat est le même au
point de vue de l'indication. L'intestin est hors du ventre, il
doit y rentrer; des adhérences s'opposent à cette rentrée nous
allons essayer de montrer qu'on a tout intérêt à les détruire.
On a le droit d'être plus hardi dans ces cas que quand il s'agit
de la gangrène intestinale car l'état général du patient est
meilleur et les conditions locales de résistance et de vitalité
des tissus sont toutes différentes de ce qu'elles sont quand la
gangrène est déclarée ou imminente.

Nous avons réuni un certain nombre d'observations de
hernies étranglées compliquées d'adhérences et nous avons
été assez heureux pour trouver des exemples de tous les modes d'intervention adoptés jusqu'ici. Malheureusement le
nombre des cas où les procédés modernes ont été employés
est très petit et tend à infirmer la valeur de nos conclusions.
Aussi, sans nous permettre de les énoncer d'une façon trop
absolue, nous désirons attirer l'attention sur ces faits, d'autant plus qu'ils sont physiologiquement raisonnables.

Observations de Hernies étranglées compliquées d'adhérences.

Obs. 1. (Garengeot. Traité des opérations de chirurgie, t. I, p. 286.
Paris, 1748.) — Femme. Hernie crurale incomplètement réduite depuis
7 ans. Signes d'étranglement. Opération. Anse tellement unie au sac
herniaire qu'il ne fut pas possible d'introduire le plus petit stylet entre
l'intestin et les parties qui lui avaient permis le passage. Dissection des
adhérences impossible après quelques tentatives. Débridement par le
procédé d'Arnaud. Mort dans la nuit.

Obs. 2. (Arnaud. Traité de hernies, t. II, p. 215. Obs. XVII. Paris, 1749.)
— Homme, 60 ans. Hernie depuis 20 ans, irréductible depuis 6 ans.
Etranglement depuis 4 jours. Intestin adhérent au point de ne faire
qu'un seul corps avec le sac herniaire. De plus, plusieurs endroits mena-
cent de se perforer. Résection de sept pieds d'intestin. Anus contre

nature. Guérison du malade en six semaines avec persistance de l'anus contre nature.

Obs. 3. (J.-L. Petit, cité par Arnaud.) — Homme, 20 ans. Hernie congénitale de la grosseur d'une tête d'enfant. Adhérences considérables. On se contente de débrider l'anneau. Réduction partielle de la hernie. Guérison.

Obs. 4. (J.-L. Petit, cité par Arnaud.)— Homme, 45 ans. Hernie crurale étranglée. Opération. Intestin extrêmement adhérent. Incision de l'intestin. Anus contre nature. Guérison spontanée.

Obs. 5. (Arnaud. Traité des Hernies.) — Femme, 67 ans. Hernie inguinalle étranglée. Intestin tellement adhérent qu'il paraît fixé par une cicatrice dure et calleuse. On laisse l'intestin dans la plaie qui est presque guérie au bout de vingt-cinq jours. Perforation de l'intestin. Mort.

Obs. 6. (Dionis. Cours d'opérations de chirurgie, p. 347. Paris 1758.) — Porteur de blé ayant une vieille hernie scrotale. Etranglement à la suite d'efforts. Adhérences de l'intestin avec les organes voisins par suite d'un long séjour dans le sac. Dissection des adhérences. Réduction. Guérison.

Obs. 7. (Richter. Journal des chirurgiens de Londres, t. I.) — Homme. Hernie inguinale depuis 10 ans, jamais réduite. Etranglement. Opération. Adhérences de l'anse au sac herniaire dans une étendue de deux pouces. Dissection, sauf dans la partie supérieure. Réduction. Guérison.

Obs. 8. (Scarpa. Traité des hernies, p. 163.) — Homme de 50 ans. Hernie scrotale depuis la jeunesse. Jamais de bandage. Etranglement. Opération. Adhérences intimes dans le sac. Débridement, puis dissection du sac qui recouvre l'intestin hernié. Guérison parfaite un mois après.

Obs. 9. (Agasse. In Journal de chirurgie de Desault, t. III, p. 135.) — Femme, 65 ans. Hernie crurale depuis treize à quatorze ans. Etranglement le 9 janvier 1790. Opération au dix-huitième jour. Intestin non perforé, mais adhérant fortement au péritoine et à l'anneau. Les adhérences sont respectées et l'intestin seul reste dans la plaie. Persistance des accidents d'étranglement. Quatre jours après on ouvre l'intestin. Evacuations abondantes. Mort de colliquation. — L'autopsie montre que la lésion siégeait à cinq pieds de l'estomac.

Obs. 10. (A. Cooper. Opér. chir., p. 277 et suiv.). — Homme, 54 ans. Hernie inguinale congénitale, partiellement irréductible. Débridement. Décollement des adhérences. Guérison.

Obs. 11. (A. Cooper.) — Femme, 68 ans. Hernie ventrale irréductible depuis longtemps. Opération. Epiploon et intestin adhérents entre eux et avec le sac. Dissection. Mort 37 heures après.

Obs. 12. (Cooper.) — Homme, 60 ans. Hernie irréductible depuis longtemps. Étranglement. Opération. Adhérences très solides. Dissection partielle abandonnée à cause de leur résistance. Abandon dans la plaie. Guérison.

Obs. 13. (Forget. Union médicale, 1851, p. 551.) — Femme, 55 ans. Hernie crurale étranglée. Taxis quinze jours après. Nouvelle sortie deux jours après. Opération. Adhérences membraneuses fermes, résistantes, serrées, devant exister depuis longtemps. Dissection laborieuse. Réduction. Réunion par première intention. Guérison.

Obs. 14. (Jobert. Mémoires de l'Académie de médecine, 1846, t. XII, p. 539.) — Femme. Hernie crurale étranglée depuis quelques jours. Sac adhérent à l'anse par des fausses membranes. Blessure de huit à dix lignes. Quatre points de suture. Les fils tombent sept jours après. Guérison.

Obs. 15. (Merger. Journal de médecine et de chirurgie pratiques, 1856, p. 454.) — Femme, 60 ans. Hernie crurale droite non contenue depuis longtemps. Etranglement à la suite d'un effort. Vingt-quatre heures après, opération. Adhérences très anciennes entre la hernie et la paroi supérieure du canal crural. Réduction incomplète sans dissection. Au cinquième jour, écoulement de pus et de matières fécales. Guérison complète et spontanée au bout de six semaines.

Obs. 16. (Michon.) — Femme, 38 ans. Hernie inguinale gauche depuis quatre ans. Etranglement. Sept jours après, opération. Anse très adhérente. Dissection. Blessure de l'anse. Application de trois points de suture de Lembert. Continuation de la dissection. Réduction. Guérison.

Obs. 17. (Duboué. Bull. soc. chir., 1865, 2e série, t. VI, p. 276.) — Femme, 60 ans. Hernie complètement irréductible depuis un an. Etranglement. Opération. Adhérences très intimes avec le sac. Débridement de l'anneau et abandon dans la plaie. L'intestin rentre peu à peu, et au bout de cinq semaines la hernie est transformée en hernie réductible et d'un maintien facile.

Obs. 18. (Trélat. Bull. soc. chir., 1871, p. 47, 10 avril.) — Femme, 61 ans. Phénomènes d'étranglement herniaire avec vomissement fécaloïdes depuis onze jours. Tumeur irréductible dans l'aine droite. Opération. Intestin entouré par l'épiploon et très adhérent à celui-ci. Dissection attentive et délicate des adhérences. Suintement sanguin arrêté par une application ponctuée de perchlorure de fer avec le bout d'une allumette. Vingt minutes après, réduction de l'intestin. Guérison.

Obs. 19. (Broca. Bull. soc. chir., 1871, p. 48.) — Femme. Hernie crurale étranglée depuis 15 jours. Opération. Adhérences de l'intestin au sac et à l'épiplon. Dissection très délicate des adhérences. Suintement sanguin abondant. Attouchement des points saignants avec un sylet rougi au feu. Réduction de l'intestin. Guérison.

Obs. 20. (Labbé. Bull. soc. chir., 1871, p. 49.) — Femme, 82 ans. Hernie étranglée adhérente. Opération. Dissection des adhérences. Réduction. Guérison.

Obs. 21. (Th. Mougeot, 1874. Pseudo-étranglement causé par des adhérences de l'intestin hernié.) — Femme. Hernie crurale entéro-épiploïque petite et non contenue datant de six mois. Symptômes d'occlusion datant de soixante-six heures. Opération. Adhérences récentes. Décollement avec le doigt. Réduction. Guérison.

Obs. 22. (Th. Mougeot. Service du Profess. Trélat.) — Femme, 72 ans. 19 juin 1874. Hernie crurale gauche depuis six mois ; depuis cinq jours, douleurs, vomissements, coliques. Opération. Ouverture du sac. Collet non serré. Adhérences totales, récentes, ne saignant pas et ne résistant pas à la traction. Surface de l'intestin rouge, œdémateuse, non gangrenée. Décollement. Réduction de l'anse. Guérison.

Obs. 23. (Bourguet d'Aix. Bull. soc. chir., 1880, p. 516.) — Homme, 24 ans. Hernie inguinale congénitale du côté droit, irréductible depuis quinze à seize ans. Étranglement. Trois jours après, opération. Adhérences solides, résistantes, bien organisées, fixant l'intestin et l'épiploon au sac. Deux plaques gangréneuses ovalaires de 15 à 18 millimètres de diamètre sur la partie convexe. Intestin sain au reste, mais dépoli. Dissection des adhérences. Réduction, puis fixation par anse de fil dans la plaie. Fistule stercorale le huitième jour. Guérison au bout d'un mois.

Obs. 24. (Bourguet d'Aix.) — Femme, 61 ans. Hernie crurale gauche datant de 15 ans, irréductible depuis huit ans. Étranglement. Opération. Anse de 8 à 10 centimètres. Sac enflammé. Fausses membranes récentes. Adhérences anciennes entre l'intestin et le sac et l'épiploon. Décollement des adhérences. Guérison.

Obs. 25. (J. Bell. In Brit. Med. Journ., 22 févr. 1882, p. 198.) — Hernie inguinale ancienne. Etranglement. Opération. Adhérences du sac avec l'intestin. Dissection minutieuse. Réduction. Guérison.

Obs. 26. (Personnelle. Service de M. le professeur Trélat.) — Femme. Hernie inguinale étranglée. Adhérences très serrées. Dissection. Déchirure de l'intestin. Suture de Lembert. Réduction. Guérison. (Voir obs. I de l'Introduction.)

Obs. 27. (Riedel. Centralblatt für chir., 1883, n° 23, supplément. XIIe Congrès des chir. allemands.) — Hernie étranglée réduite. Persistance des signes d'étranglement. Kélotomie. Intestin deux fois coudé sur lui-même et adhérent par sa concavité; de sorte que sa lumière est complètement oblitérée. Résection de la portion malade. Suture circulaire. Réduction. Guérison.

Hernies étranglées compliquées d'adhérences.

1° ABANDON DANS LA PLAIE
OU RÉDUCTION PARTIELLE EN RESPECTANT LES ADHÉRENCES.

1. J.-J. Petit.
2. Arnaud. — Pas de réduction. Mort par perforation.
3. Merger. — Réduction incomplète. Guérison spontanée après anus contre nature.
4. Duboué. — Pas de réduction. Transformation en hernie irréductible.

2° DISSECTION DES ADHÉRENCES. — RÉDUCTION.

5. Garengeot. — Dissection et réduction. Mort.
6. Dionis.   id.   Guérison.
7. Richter.   id.   id.
8. Scarpa.   id.   id.
9. A. Cooper. — Dissection par simple décollement. Guérison.
10. A. Cooper. — Dissection. Mort.
11. A. Cooper. — Dissection. Guérison.
12. Forget. — Dissection. Guérison.
13. Trélat. — Dissection. Hémostase au perchlorure de fer. Guérison.
14. Broca. — Dissection. Hémostase au fer rouge. Guérison.
15. Labbé. — Dissection. Guérison.
16. Trélat. — Dissection par simple décollement. Guérison.
17. Trélat. —   id. —   id.   id.
18. Bourguet. — Dissection. Guérison après fistule stercorale.
19. Bourguet.   id.   Guérison.
20. Bell.   id.   id.

3° DISSECTION. — DÉCHIRURE. — ENTHÉRORRAPHIE PARTIELLE.

21. Jobert. — Réduction après quatre points de suture. Guérison.
22. Michon. — Réduction après trois points de suture. Guérison.
23. Trélat. — Réduction après sept points de suture. Guérison.

4° RÉSECTION ET SUTURE CIRCULAIRE.

24. Riedel. — Entérectomie et entérorrhaphie circulaire. Guérison.

5° ÉTABLISSEMENT D'UN ANUS CONTRE NATURE.

25. Arnaud. — Résection de cinq pieds d'intestin. Persistance de l'anus
contre nature.
26. J.-L. Petit. — Anus contre nature. Guérison spontanée.
27. Agasse. — Anus contre nature à cinq pieds de l'estomac. Mort.

Sans nous arrêter, dès maintenant sur les résultats généraux, nous pouvons jeter un rapide coup d'œil sur la pratique adoptée par les divers chirurgiens.

Scarpa pratiquait le décollement des adhérences gélatineuses; il coupait les filamenteuses mais il s'arrêtait devant les adhérences dures, serrées et charnues, « Ce cas, dit-il, est, à « mon avis, une des plus grandes difficultés que l'on puisse « rencontrer dans les hernies... Je crois que le chirurgien « commettrait une faute des plus graves s'il entreprenait de « détruire l'adhérence avec l'instrument tranchant. » Il conseille ensuite d'abandonner l'intestin au-dehors après avoir levé l'étranglement.

Murat, en 1824, dans le Dictionnaire de médecine conseille la réduction partielle.

Boyer ne va pas plus loin que ces deux derniers auteurs; il conseille également de respecter les adhérences et de ne réduire que ce qui est tout à fait libre.

On a vu cependant, d'après les observations que quelques praticiens plus hardis avaient avec succès pratiqués la dissection des adhérences; qu'Arnaud même avait complètement réséqué une grosse hernie en paquet et établi un anus contre nature.

Jobert (1842), fort de ses expériences sur la réunion des

plaies de l'intestin, n'avait pas hésité à faire la suture pour réparer une blessure faite en disséquant des adhérences ; Michon avait suivi son exemple et deux succès avaient couronné la pratique hardie de ces deux maîtres.

On trouve déjà dans le traité de Nélaton des indications plus complètes sur la conduite à tenir. Si les adhérences sont récentes et faciles à détruire, on les décolle avec les doigts ; si elles sont longues et filamenteuses, on les coupe. Il insiste sur l'importance de la dissection des adhérences, qui réunissent l'intestin à l'épiploon, et sur le danger qu'il y a à réduire des masses herniaires ainsi composées. Mais quand les adhérences sont solides, la dissection est dangereuse ; on s'expose à blesser l'intestin ; il vaut mieux le laisser au dehors après avoir débridé et attendre sa rentrée progressive ou l'envahissement des bourgeons cicatriciels au-dessus de lui. La pratique de Nélaton ne différait donc pas de celle de Scarpo.

C'est en 1871 que l'attention fut sérieusement attirée sur la dissection des adhérences herniaires, à la Société de chirurgie par le professeur Trélat. Il y présentait deux observations que nous avons résumées plus haut et il établissait nettement que dans ces cas la kélotomie était parfaitement indiquée. Se gardant bien d'ouvrir l'intestin. il avait pratiqué une minutieuse dissection des adhérences et avait réduit l'anse incarcérée dans l'abdomen.

Le traité de Foïlin et Duplay ne contient pas de préceptes détaillés ; on y rapporte les deux faits de M. Trélat mais sans conclusion pratique. Bourguet (d'Aix), dans le travail que nous avons cité plus haut se montre également disposé à abandonner aux efforts de la nature les anses herniaires maintenues par des adhérences très consistantes.

Dans la discussion qui suivit à la Société de chirurgie le professeur Verneuil appuya les conclusions de M. Bourguet. Mais M. le Dr Terrier se montra partisan d'une intervention plus efficace. Craignant que l'anse non réduite étende ses adhérences, ce qui pourrait plus tard donner lieu à des accidents d'obstruction, il pensait qu'il valait mieux libérer l'intestin et le réduire.

De nouveau, en 1882 la suture intestinale pour réunir une plaie produite en détruisant des adhérences a été faite par le professeur Trélat. Notre maître avait été amené à adopter cette pratique à la suite d'un fait qu'il nous a raconté, et que nous croyons intéressant à rapporter bien qu'il n'ait point trait à une hernie adhérente. En pretiquant l'ablation d'un kyste multiloculaire de l'ovaire présentant de nombreuses adhérences, on s'aperçut que l'une des poches ouverte depuis longtemps, sans doute, contenait une portion d'intestin grêle formant ainsi une véritable hernie intra-kystique. En pratiquant la dissection de la poche, M. Trélat divisa la paroi intestinale dans les 7/8 de sa circonférence ; il appliqua aussitôt une rangée de points de suture de Lembert pour fermer la plaie puis il termina l'ovariotomie.

Tout alla bien les jours suivants, la malade eût même plusieurs selles moulées ; mais au neuvième jour le pédicule très volumineux se mit à suppurer et elle mourut de septicémie aiguë. La suture intestinale avait totalement réussi.

Se souvenant de ce fait, M. le professeur Trélat n'hésita pas, le 11 juin 1882, à porter le bistouri sur des adhérences fibreuses très serrées ; l'intestin céda et se déchira, mais peu importait, la plaie portait sur un tissu sain, la suture immédiate avait toutes chances pour réussir, et en effet l'événement justifia les prévisions de l'opérateur.

L'opération de M. Trélat était en somme une entérorrhaphie partielle ; celle que Riedel a présentée cette année au xiie congrès des chirurgiens allemands est encore plus hardie. Après avoir réduit une hernie étranglée, voyant que les signes d'étranglement persistaient, il pratique la kélotomie. Il trouve un intestin deux fois replié sur lui-même, et dont les replis sont soudés l'un à l'autre par leur concavité ; la lumière de l'intestin était complètement oblitérée. Que fallait-il faire ? Disséquer les adhérences était évidemment insuffisant, le

tissu cicatriciel se serait rétracté et les phénomènes d'obstruction auraient recommencé. Dans ces conditions Riedel n'a
pas hésité, il a réséqué toute la partie contournée et adhérente de l'intestin et pratiqué ensuite l'entéroraphie circulaire.
La guérison a été complète.

Examinons, avant de conclure, le résultat de l'intervention
dans les 27 observations que nous rapportons. Des 27 malades 23 ont guéri, 4 seulement ont succombé ce qui donne une
moyenne de léthalité de 14 pour 100 justifiant bien la remarque que l'on a faite sur la bénignité des hernies étranglées et
de la kélotomie dans les cas d'adhérences.

Dans quatre cas on a respecté les adhérences et abandonné
l'intestin dans la plaie avec ou sans réduction partielle. Un
seul malade a succombé à la perforation intestinale. Les
trois autres ont guéri, l'un complètement d'emblée (n⁰ 1 du
tableau) un autre après une fistule stercorale (n⁰ 3), chez le
le dernier (n⁰ 4), la hernie a été transformée en hernie réductible.

Seize malades ont été traités par la dissection des adhérences suivie de réduction de la hernie.

Deux des opérés sont morts (obs. 5 et 19) et sur les 14 qui
ont guéri, un seul (obs. 18) a présenté une fistule stercorale
tout à fait passagère.

Dans deux cas (obs. 13 et 14) la dissection des adhérences
a donné lieu à un suintement sanguin ayant nécessité l'emploi de procédés hémostatiques énergiques; l'issue a été favorable.

Trois malades ont encore subi la dissection des adhérences,
mais elles étaient si étroites que les opérateurs ont blessé
l'intestin. Dans les trois cas la plaie a été réunie par trois,
quatre et sept points de suture, l'intestin a été remis à sa place,
la guérison a été rapide et complète.

Nous ne possédons qu'un seul cas de résection totale et de
suture circulaire heureusement terminé par la guérison.

Enfin trois fois on a établi de propos délibéré un anus contre nature. Un des malades est mort (n⁰ 27), mais son orifice

ne lui donnait aucune chance de survie, étant placé très près de l'estomac ; un autre a guéri spontanément (n° 26) ; enfin le troisième, à qui Arnaud avait pratiqué la résection totale d'une hernie en paquet, a conservé un anus contre nature, triste résultat qui eût été conjuré si on avait fait la suture circulaire après la résection.

Voici maintenant quelles sont nos conclusions jusqu'à nouvel ordre, sur la conduite que l'on a à tenir dans les cas d'adhérence de l'intestin dans une hernie.

Si les adhérences sont gélatineuses, molles, nous nous rangeons à la pratique de Scarpa et pensons qu'il faut dissocier doucement les adhérences, enlever s'il est possible, au moyen de légères frictions avec une éponge phéniquée, les exsudats membraneux qui ternissent le poli de l'intestin, enfin bien nettoyer la surface de celui-ci avant d'en pratiquer la réduction.

Si des filaments celluleux ou des brides allongées et minces s'attachent à l'intestin en lui laissant sa mobilité, il ne faudra jamais le réduire sans avoir divisé ces longs tractus qui l'attireraient de nouveau au dehors si l'on n'en interrompait la continuité.

Quand les adhérences seront plus solides, plus serrées, il vaudra toujours mieux dégager l'intestin, à moins que l'état général du malade soit trop mauvais pour permettre une longue opération. Dans ce cas, on lèvera l'étranglement et on remettra, à une séance, la plus rapprochée possible, le second temps de l'opération.

Sinon on pratiquera immédiatement la dissection minutieuse des adhérences. Si cette dissection donne lieu à un suintement sanguin notable, on pratiquera d'abord la compression avec des éponges antiseptiques sèches, et si l'hémorrhagie continue on pourra utiliser l'ingénieuse méthode de M. Trélat, toucher un à un les points qui saignent avec le bout noir d'une allumette brûlée que l'on trempera dans une solution de perchlorure de fer à 30°.

Si l'intestin se déchire, on n'aura nul intérêt à établir un anus contre nature. On profitera de la déchirure pour donner passage aux liquides intestinaux s'ils sont en trop grande abondance, puis après avoir soigneusement lavé les bords de la solution de continuité avec l'eau phéniquée à 2 1/2 pour 100, on appliquera une série de points de suture assez rapprochés, d'après la méthode de Lembert qui est, comme nous le verrons. la plus rapide et la plus sûre d'exécution. Toutefois si les adhérences avaient une très large surface, de sorte que la perte de substance de l'intestin soit équivalente à près de la moitié de sa circonférence ou davantage, il y aurait à craindre qu'une fois la suture établie il ne restât un rétrécissement de l'intestin gênant la circulation des matières. Alors nous préférerions réséquer complètement la portion malade et faire l'entérorrhapie circulaire.

La résection et la suture circulaire nous paraissent indiquées dans les cas de hernie en paquet dès que la dissociation des anses composantes est jugée impossible et que l'arrêt des matières détermine une inflammation pouvant aboutir ou ayant déjà abouti à une gangrène secondaire. Elles sont aussi indiquées dans les cas d'adhérences en V dont nous avons parlé, et elles sont le seul moyen de détruire l'éperon qui met obstacle au cours des matières.

La pratique de ces procédés qui n'est pas encore admise complètement nous paraît appelée à d'heureux résultats si l'on tient compte, comme nous l'avons signalé plus haut, de l'état du tissu sur lequel on opère et de la bégninité relative des accidents d'étranglement dans les hernies compliquées d'adhérences.

CHAPITRE IV.

Nous avons, au second chapitre de ce travail, passé en revue les lésions intestinales dont la constatation devait modifier la conduite du chirurgien. Pour nous conformer au but que nous nous proposons dans l'introduction, il nous reste à comparer les procédés de traitement employés jusqu'ici et à essayer ainsi de nous rendre compte de la valeur et des indications de la résection et de la suture intestinales dans les lésions destructives de l'intestin.

On peut ranger en trois catégories les altérations de l'intestin trouvées à l'ouverture du sac :

1° L'intestin peut être complètement tombé en sphacèle, et les matières intestinales épanchées dans le sac herniaire.

2° Il existe une ou plusieurs perforations très petites ou de petits abcès de la paroi.

3° La gangrène est imminente ou bien la paroi intestinale est infiltrée de sang, ramollie et friable. Nous posons en principe que, toutes les fois qu'on a constaté une lésion ou même que l'on a des doutes sérieux sur la vitalité de l'intestin, il ne faut pas réduire. Nous allons montrer dans quelques instants et nous avons déjà signalé les dangers qu'il y a à réduire un intestin atteint de lésion de minime importance.

D'autre part, dans la première classe de faits, où le travail de destruction a complètement évolué seul, on trouve un fait accompli, l'anus contre nature. Cette nouvelle lésion était considérée par les anciens et à juste titre comme la terminai-

son la plus favorable de l'étranglement herniaire ; si bien que
la première idée qui vint à l'esprit des chirurgiens fut d'é-
tablir l'anus contre nature chirurgicalement ou du moins de
favoriser son établissement en laissant l'anse malade au dehors après le débridement. C'est ainsi que Littre, au commencement du xviii⁰ siècle, remarquant sans doute que l'établissement spontané de l'anus contre nature n'était pas toujours
simple et régulier, conseilla de réséquer l'anse herniée, de
lier le bout inférieur et d'établir l'orifice anormal aux dépens
du bout supérieur. Il n'est pas certain qu'il ait mis lui-même
ses préceptes en pratique. Mais l'année suivante (1701) Méry
publia l'observation d'une jeune fille de 17 ans qui, ayant une
volumineuse hernie crurale étranglée, subit l'ablation de cinq
pieds d'intestin grêle et conserva un anus contre nature.

Mais on ne tarda pas à être frappé des inconvénients nombreux que présentait une si dégoûtante infirmité et les opérateurs du temps songèrent à faire mieux. La Peyronie (en
1723), après avoir réséqué un pied d'intestin gangrené, retint
les deux bouts contre la plaie cutanée au moyen d'un fil placé
dans le mésentère. Mais la cicatrice en se rétrécissant peu à
peu exposait le malade à des accidents dus à l'arrêt de la circulation des matières. Aussi il vint à l'esprit des chirurgiens
d'appliquer à l'intestin détruit par la gangrène les procédés
de réunion que l'on employait depuis longtemps pour la cure
des divisions traumatiques. Il paraissait alors comme il nous
le paraît encore que l'idéal dans les cas de lésions de l'intestin hernié était de retrancher la partie malade, de rétablir la
continuité du tube digestif et de le rentrer dans l'abdomen.
C'est ce que fit Ramdhor avec le plus grand succès. Mais sa
méthode, comme les autres d'ailleurs, éprouva des revers qui
attirèrent sur elles la critique de Louis, qui se montra l'ardent
partisan de l'anus contre nature. Depuis ce moment, la lutte
n'a pas cessé ; on a essayé de perfectionner l'anus contre nature dans son exécution, de trouver des méthodes sûres et
rapides pour le guérir, mais aussi les partisans de la suture ont
relevé la tête et, s'aidant des perfectionnements de la chirur-

gie moderne, ils ont essayé de réaliser son exécution d'une façon peu dangereuse et de préciser ses indications.

Néanmoins les auteurs modernes des traités de pathologie chirurgicale paraissent ne pas tenir grand compte des essais de suture que l'on a faits jusqu'ici. Nélaton est le seul qui en parle un peu longuement. D'après lui, quand il n'y a qu'une petite fissure ou une perforation minime ou incomplète, on peut réduire l'intestin ou placer une ligature latéralé.

Si la perforation est considérable il faut ouvrir largement l'intestin et l'abandonner dans la plaie s'il est fixé d'ailleurs par des adhérences.

S'il est mobile, on devra faire un anus contre nature ou une suture intestinale. Mais il ne dissimule pas ses craintes pour cette seconde opération, « dont les inconvénients, dit-il, sont plus grands que ceux de l'anus anormal. » D'ailleurs elle est contre-indiquée par plusieurs choses :

1° L'altération de l'intestin autour des points gangrenés.

2° La dilatation du bout supérieur empêchant l'invagination dans le bout inférieur.

3° La péritonite.

4° La pénétration de l'air dans l'abdomen.

Nous essaierons de démontrer que la péritonite seule de ces quatre ordres de faits, est une contre-indication formelle de la suture immédiate.

M. le professeur Gosselin admet exclusivement la pratique de l'anus contre nature ; s'il y a une perforation de quelques millimètres au niveau du collet du sac ou sur un point quelconque de l'intestin hernié, il faut ouvrir l'anse intestinale avec des ciseaux et la laisser au dehors à l'état de fistule ou d'anus contre nature. La gangrène est-elle totale, si les matières coulent facilement il ne faut pas débrider primitivement l'anneau ; si l'écoulement est nul il faut le débrider et introduire une sonde dans le bout supérieur.

Comme on peut le voir, M. Gosselin considère l'anus contre nature comme la seule intervention indiquée dans tous les cas. Cependant dans une discussion à la Société de chirurgie en 1861 il déclare qu'il ne recourt pas d'emblée à l'anus contre nature, considérant comme un devoir d'épargner au malade cette triste affection. La même année, M. Verneuil avait déclaré que malgré l'assez grand nombre des succès obtenus par la réduction et la suture, il n'hésiterait pas à pratiquer l'anus contre nature dans tous les cas que nous avons énumérés, d'après lui, dans notre second chapitre.

La pratique que l'on a suivie, les procédés que l'on a tour à tour vantés peuvent donc se résumer ainsi. Dans une première catégorie de faits on n'a pas fait la réduction de l'intestin malade et alors, ou bien on l'a abandonné dans la plaie ou bien on a pratiqué d'emblée l'anus contre nature. On avait pour but, en le laissant en place purement et simplement, de donner le temps aux lésions douteuses de se terminer par la perforation ou de se guérir, quitte à faire une réduction secondaire si elle ne se faisait pas toute seule. En pratiquant l'anus contre nature, on se proposait de donner libre cours aux matières et d'établir une fistule que la nature se chargerait de réparer, ou que l'art comblerait, si la première se montrait trop paresseuse.

Dans la seconde catégorie nous rangeons tous les cas où l'on a réduit l'intestin malade. Alors nous trouvons la réduction pure et simple dans les cas de petites lésions ou méthode de Velpeau, la réduction après résection totale et suture circulaire de l'intestin, et la réduction après suture partielle de l'intestin.

Il nous faut examiner ce qu'ont donné toutes ces méthodes afin de choisir ce que chacune d'elles peut avoir de bon et de favorable au plus grand bien-être des opérés.

§ I. — DU TRAITEMENT DES HERNIES GANGRENÉES OU MENACÉES DE GANGRÈNE PAR LA KÉLOTOMIE SANS RÉDUCTION ET L'ANUS CONTRE NATURE.

Il n'est qu'une seule circonstance où il est permis actuellement de se contenter de l'anus contre nature ; c'est quand il est établi au moment où l'on arrive près du malade, c'est-à-dire quand la gangrène a perforé l'intestin, et que les matières intestinales sont épanchées dans le sac qui est atteint de phlegmon stercoral. Si en effet la gangrène de la paroi a détruit l'intestin ou si seulement une large perforation est imminente, ordinairement les phénomènes généraux sont assez graves pour que l'on aille au plus pressé : un couo de bistouri n'a aucun inconvénient, et la première indication est de donner libre cours au contenu de l'intestin. C'est cette idée que l'obstacle au cours des matières était le fait principal dominant la scène de l'étranglement qui a fait adopter depuis longtemps l'abandon de l'intestin dans la plaie. C'est cette idée aussi qui a engagé les chirurgiens à ne pas se contenter de l'ouverture faite par le travail destructeur et à ouvrir euxmêmes une large voie. Il semblerait que, la rétention conjurée, tout soit sauvé. Mais il n'en est rien : une fois que l'étranglement est levé, est-il toujours utile d'ouvrir largement l'intestin et de faire d'emblée l'anus contre nature ? Nous ne le croyons pas.

Examinons en effet si les résultats fournis par l'anus contre nature spontanément établi ou créé par le chirurgien sont aussi satisfaisants qu'on semble l'admettre généralement. Les divers auteurs, même les partisans de l'anus contre nature, ne sont pas sans lui reconnaître beaucoup de dangers immédiats ou plus ou moins reculés. Bien que Louis se soit évertué, dans son mémoire, à prouver le peu d'inconvénients de l'anus contre nature ; Scarpa, qui étudia si bien la physiologie pathologique de cette lésion, lui reconnaît plusieurs complications, pouvant amener des accidents mortels. Celles sur lesquelles il insiste le plus, sont le renversement de l'intestin ou invagination, l'engorgement de l'infundibulum membraneux, l'infiltration des matières fécales au voisinage de l'anus contre nature.

Dupuytren insiste surtout sur les altérations de la nutrition, qui varient d'ailleurs suivant l'éloignement qui existe entre l'anus contre nature et l'estomac ; et sur les altérations de la peau, excoriation, prurit, érysipèle qu'il provoque. Aussi il inventa un instrument précieux, l'entérotome, pour diviser l'éperon et hâter la guérison de l'anus contre nature. Mais l'entérotomie de Dupuytren ne fut pas une panacée, car quelques années après Velpeau disait dans ses cliniques (1) que malgré tous les moyens employés pour guérir l'anus contre-nature beaucoup persistaient indéfiniment ; que l'opération par la méthode de Dupuytren n'était pas aussi sûre qu'on le croyait, et que les adhérences préalables du péritoine qu'elle devait produire étaient d'abord très faibles et pouvaient ne point exister même au septième et huitième jours.

Aux reproches graves déjà adressés à l'anus contre nature, Nélaton ajoute la rareté d'une guérison spontanée nécessitant une ou plusieurs opérations ultérieures, puis les phlegmons de la paroi abdominale avec infiltration de matières stercorales.

Coulhon (2) signale dans sa thèse une disposition particulière, en x, des deux bouts de l'intestin : cette disposition plus fréquente qu'on ne le croit généralement serait cause des difficultés qu'éprouvent les matières intestinales à passer par l'anus contre nature.

M. Gosselin, après avoir rappelé les mêmes accidents que nous avons déjà signalés, insiste sur ceux qui sont imputables à l'application de l'entérotome et qui sont surtout la péritonite et la perforation de l'intestin.

Nous avons relevé, pour nous édifier sur la valeur de l'anus contre nature, 102 observations, dans la longue période qui s'étend de 1700 à 1883.

Elles portent toutes sur des anus contre nature consécutifs à des hernies gangrenées et qui ont été ou bien abandonnés à eux-mêmes ou bien traités par des méthodes autres que l'entérorrhaphie totale ou partielle. Nous allons simplement

(1) Velpeau. Clinique chirurgicale, t. I, p. 529.
(2) Coulhon. Th. de doct., Paris, n° 196.

donner les résultats du tableau que nous avons dressé. Sur nos 102 cas d'anus contre nature, 68 ont guéri, 34 sont morts; ce qui nous donne une léthalité brute de 1 tiers. Voyons maintenant quelques détails. La moyenne des morts varie quelque peu avec la variété des anus contre nature. Les inguinaux qui sont au nombre de 53 présentent 38 guérisons et 14 morts, soit à peu près 1 pour 2 1/2. Les cruraux, au nombre de 37, offrent 25 guérisons pour 12 morts; c'est la variété la plus grave; la léthalité est de 50 0/0. Enfin les anus contre nature ombilicaux au nombre de 6 présentent 4 guérisons et 2 décès, soit 1/3 ou 33 0/0.

Si maintenant nous considérons les résultats relatifs des divers modes d'intervention mis en pratique, nous pouvons former le tableau suivant :

Genre de l'A. C. N.	Abandon.		Entérotomie.		Autoplastie.		Compression.		Incurables	Totaux.		
	G.	M.	G.	M.	G.	M.	G.	M.		G.	M	G.
Inguinaux..	14	6	8	7	15	1	1	0	1	38	14	53
Cruraux. ...	7	8	6	4	9	0	3	0	0	25	12	33
Ombilicaux..	0	2	1	0	3	0	0	0	0	4	2	6
Non désignés	3	1	»	»	»	»	»	»	1	3	1	6
	24	17	15	11	27	1	4	0	2			
	41		26		28		4		2	70	32	102

La seule inspection de ce tableau montre les résultats relatifs de chaque mode d'intervention dans chacune des variétés d'anus contre nature. La méthode consistant à abandonner l'intestin dans la plaie et qui était la pratique la plus ancienne a été suivie dans 41 cas ; elle a fourni 17 morts et 24 guérisons et elle a été surtout avantageuse dans les cas d'anus contre nature inguinal : dans les cruraux, au contraire, elle donne plus de résultats fâcheux que de bons.

Nous avons relevé 26 cas d'entérotomie, qui présentent 11 terminaisons funestes, contre 15 guérisons ; ce qui en réalité est peu encourageant.

Les procédés autoplastiques sont, au contraire, ceux qui donnent les plus heureux résultats : 28 fois ils ont été employés et on ne relève qu'une seule mort. Quant à la compression qui n'est souvent qu'un moyen palliatif, elle a suffi à elle seule dans les 4 cas que nous avons trouvés.

Deux fois seulement toutes les méthodes ont échoué et l'anus contre nature est resté incurable.

Il nous reste encore, pour épuiser ce qui a trait à l'anus contre nature, à examiner trois points trés importants : la facilité du traitement, les accidents qui causent la mort, enfin l'époque à laquelle s'est montrée la terminaison heureuse ou funeste.

Quelque méthode que l'on emploie, faisait remarquer Velpeau, il n'est pas toujours facile de guérir un anus contre nature. En effet, si nous retranchons du nombre total des faits que nous avons signalés le chiffre 41, qui représente ceux qui n'ont subi aucune intervention chirurgicale, il nous reste 61 malades dont 46 ont guéri, tandis que 12 ont succombé. Déjà la comparaison entre ce chiffre de mortalité 12 contre 61 est plus rassurante que celle de 17 contre 41, qui représente les cas de non intervention.

Mais poussons les recherches plus loin ; nous avons relevé dans le traitement de nos 61 malades 115 interventions chirurgicales : ce chiffre justifie la parole de Velpeau. Ces interventions se décomposent ainsi :

Nous avons ensuite recherché combien de malades avaient subi une seule intervention chirurgicale. Il y en a 30, c'est-à-dire la moitié ; sur ces 30 malades, 18 ont subi l'entérotomie ou mieux la section de l'éperon, 8 des manœuvres autoplastiques et 4 la seule compression. Mais, sur ces 30 malades, 21 seulement ont été guéris ; car la moitié (c'est-à-dire 9) de ceux que l'on avait traités par l'entérotomie sont morts. Ainsi, il nous reste 40 malades atteints d'anus contre nature qui ont subi, en totalité, 85 interventions chirurgicales, c'est-à-dire plus de deux en moyenne chacun. On peut remarquer aussi que l'entérotomie est encore, de tous les moyens, le plus dangereux quant à ses résultats, et le plus incertain, puisqu'on l'a répétée un si grand nombre de fois. Ce nombre d'interventions est un danger, puisqu'à chacune le malade est exposé à toutes les mauvaises chances que peut avoir toute opération chirurgicale.

Et sans courir ces dangers, les patients en courent déjà un grand nombre, rien que par les complications qui peuvent survenir dans la marche de leur lésion.

Ainsi, nous avons relevé, dans les faits que nous avons parcourus, un grand nombre d'accidents que nous nous contenterons d'énumérer d'une façon synthétique :

Epuisement et collapsus............................ 3
Phénomènes d'obstruction, indigestion............... 4
Péritonite purulente ou non........................ 2
Invagination ou simple procidence de la muqueuse intestinale... 2
Erosions cutanées, érythèmes....................... fréquents.
Erysipèle gangreneux............................... 1
Diarrhée profuse................................... 2
Abcès stercoraux au voisinage de l'a. c. n.......... 2

Quant aux complications qui se montrent après l'intervention chirurgicale, elles ne sont pas moins graves et elles peuvent se montrer toutes les fois qu'on pratique une nouvelle tentative. Nous relevons ainsi comme accidents précoces :

Collapsus post opératoire, épuisement...	3 cas.
Perforation intestinale..................	4 —
Péritonite	3 —

Et comme accidents plus tardifs :

Gastro-entérite et diarrhée profuse................	2 cas.
Fistules stercorales incurables ou permanentes......	6 —
Pyohémie...	1 —
Erysipèle chirurgical ordinaire..................	1 —

Nous pourrions encore insister quelques instants sur la durée du temps qui a été nécessaire pour amener la guérison des anus anormaux ; faire remarquer que, d'après nos relevés, il a fallu, la plupart du temps, plusieurs mois, même plusieurs années, jusqu'à six et sept ans pour obtenir leur occlusion. Mais cette question de temps, qui ne manque pas d'importance, ne doit pas passer au-dessus des règles de la sûreté chirurgicale, bien qu'il soit préférable d'employer une méthode qui supprime rapidement une infirmité repoussante et dangereuse souvent par sa durée ; même il ne faut pas oublier que souvent l'on gagne en sûreté ce que l'on perd en rapidité.

Tout ce que nous venons de dire montre facilement que l'anus contre nature n'est pas l'idéal dans la cure des hernies gangrenées ; aussi ne doit-on pas recourir toujours et dans tous les cas à son établissement. *Il ne faut admettre l'anus contre nature*, nous a souvent répété notre maître, le professeur Trélat, *que lorsqu'il s'est établi de lui-même.*

Ce précepte implique une autre pratique que nous croyons des plus avantageuses ; nous voulons parler de la *kélotomie sans réduction.* Cette pratique dans laquelle on abandonne au dehors, sans l'ouvrir, sous un pansement antiseptique bien entendu, une anse herniaire menacée de gangrène ou de perforation, mais sans que l'on puisse avoir aucune certitude, doit remonter à une très longue date. Un certain nombre de chirurgiens modernes l'ont remise en honneur et, récemment encore, nous lisions une très intéressante clinique de M. le Dr Richelot (1) dans laquelle il attirait l'attention des élèves sur ses avantages. Partant de ce principe que la compression de l'intestin est la principale cause de l'algidité et des phénomènes graves de l'étranglement, il dit ceci : « Pour peu qu'il y ait un doute sur l'étendue de la gangrène et des parties qui seront éliminées, il vaut mieux livrer l'intestin à lui-même, le laisser dans la plaie sans y toucher, après avoir toutefois levé l'étranglement. On pourra, dans certains cas, tirer un gros bénéfice de l'abstention ; on verra les portions douteuses de la paroi intestinale continuer à vivre, la perforation tarder quelques jours, puis se faire en un point limité en même temps que la plaie se rétrécit, bourgeonne et refoule peu à peu l'intestin ». Cette façon d'agir ne peut pas être taxée de temporisation timide ; elle nous paraît, au contraire, hautement recommandable dans les cas de lésions douteuses, bien qu'elle déroge un peu au grand principe de la nécessité de rentrer tout intestin qui est sorti du ventre. Elle permet ordinairement au cours des matières de se rétablir ; elle fait cesser la compression nerveuse et aide le chirurgien à bien déterminer et limiter une lésion dont il sera rapidement maître au moyen d'une suture bien faite.

§ 2. — DU TRAITEMENT DES HERNIES GANGRENÉES OU PERFORÉES PAR LA KÉLOTOMIE SUIVIE DE RÉDUCTION

Nous allons, dans cette très importante partie de notre travail, étudier les résultats de deux méthodes que nous avons déjà signalées plus haut. L'une, qui ne peut s'appliquer

(1) Sur l'étranglement herniaire. Union médicale 1883, 10 juin, n° 83, p. 1021.

qu'aux petites lésions et qui consiste à réduire purement et simplement l'intestin légèrement altéré dans l'abdomen, c'est la méthode de Velpeau. L'autre consiste à réduire l'intestin hernié après avoir enlevé la partie malade et cherché, par des opérations combinées de résection et de suture de la paroi intestinale, à rétablir la continuité de celle-ci.

A. — *Réduction pure et simple de l'intestin.*

Nous avons montré, dans l'historique, comment cette méthode, conseillée d'abord par Lawrence, fut mise en honneur chez nous par Velpeau.

Lawrence avait publié, dans son Traité des hernies, deux observations qui avaient attiré l'attention. L'une était celle d'une femme de 48 ans chez laquelle il avait réduit une hernie crurale dont l'anse présentait une petite perforation ; au dix-neuvième jour, la malade était guérie. L'autre avait trait à un homme de 22 ans, porteur d'une hernie inguinale, qui fut réduite intentionnellement ; au troisième jour, une fistule stercorale se déclara, mais le malade finit par guérir.

Velpeau eut une série heureuse de cinq cas ; mais, comme nous l'avons vu, il ne tarda pas à être effrayé par la possibilité des accidents graves que cette méthode pouvait entraîner. Bégin, d'ailleurs, avait, dès 1833, publié une observation dans laquelle il rapportait avoir réduit un intestin présentant trois petits points grisâtres sur sa surface. Bientôt, une péritonite par perforation avait emporté le malade. Enfin, ce fut à la suite d'une observation de Bauchet, en 1861, que fut soulevée, à la Société de chirurgie, la discussion qui amena la condamnation de la pratique inaugurée par Lawrence, et ce fut à cette occasion que le professeur Verneuil fit son ardente défense de l'anus contre nature et établit les indications que nous avons relatées plus haut. Nous ne voulons pas insister plus longtemps sur une méthode contraire à la prudence chirurgicale la plus vulgaire et qu'il n'est plus permis logiquement d'employer. Toute perforation, toute menace de perfo-

ration imminente, proscrit absolument la réduction de l'intestin. Les dangers auxquels on s'expose sont plus grands
que ceux que présente une suture partielle, comme nous allons
le démontrer dans un instant.

B. — *Réduction après suture primitive circulaire ou latérale.*

Il nous est inutile de revenir ici sur l'histoire de la suture
intestinale dans la cure des hernies étranglées; nous avons
essayé plus haut de l'exposer aussi complètement que possible. La suture de l'intestin ou *entérorrhaphie* est l'acte principal du procédé que nous étudions, mais il est toujours précédé de temps préliminaires en nombre variable. Le premier
est toujours la *kélotomie*; quand celle-ci est pratiquée et qu'on
a fait l'examen de l'intestin, deux circonstances se présentent.

1° Les lésions destructives intéressent toute la circonférence de l'anse herniée ou la plus grande partie de celle-ci.

2° La lésions est limitée à un point variable comme siège
(collet ou convexité de l'anse), mais elle est petite et ne peut
compromettre plus du tiers de la circonférence de l'intestin.

Il est évident que dans ces deux cas on n'interviendra pas de
la même façon ; dans le premier on devra, avant de faire la suture, retrancher toute la partie malade de l'intestin (entérectomie) pour réunir ensuite les deux bouts complètement divisés; dans le second cas, on pourra se contenter de fermer la
solution de continuité sans faire auparavant la résection
d'une portion de l'intestin. C'est ce qui a été fait par les divers auteurs, et nous établirons ainsi la classification de ces
opérations :

1° Kélotomie suivie d'entérectomie et d'entérorrhaphie circulaire ou complète.

2° Kélotomie suivie d'entérorrhaphie latérale ou partielle.

a. *Entérectomies et entérorrhaphies circulaires primitives* —
Ce mode d'intervention consiste donc *à retrancher par deux
incisions perpendiculaires, ordinairement au grand axe de*

l'intestin une anse intestinale de longueur variable, frappée de lésions destructives. La section pratiquée en deçà et au delà des parties malades enlèvera une portion d'intestin et, s'il y a lieu, un triangle mésentérique dont l'intestin forme la base. Les extrémités saignantes du bout supérieur et du bout inférieur de l'intestin sont réunies l'une à l'autre par une suture ; et la continuité du tube digestif étant ainsi rétablie, l'intestin est replacé dans l'abdomen. Tel est le résumé de l'opération faite en une seule séance et *primitivement*, puisqu'elle suit immédiatement la kélotomie. L'exposé est simple et attrayant; voyons, par l'examen des observations connues quels ont été jusqu'ici les résultats de cette méthode.

Observations d'entérorrhaphie circulaire ou totale primitive.

Obs. 1. 1727. Ramdohr de Wolfenbuttel. (In Moebius. Observationes medicae miscellaneæ theoreticae praticae.Helmitadii, 1730. — In Haller. Disputationes anatomicæ. Gottingae, 1751, vol. VI, page 745. — In Morand. Mémoire sur la réunion des deux bouts d'un intestin, une certaine portion du canal étant détruite.) — Femme atteinte d'une hernie inguinale étranglée. Kélotomie. — Résection d'une portion d'intestin frappée de gangrène et longue de deux pieds. Résection de la partie correspondante du mésentère. Invagination des deux bouts de l'intestin l'un dans l'autre. Suture avec des points modérément serrés (ope fili leniter constricti). Réduction. Selle par l'anus au deuxième jour. Guérison

Un an après le malade meurt de pleurésie. A l'autopsie on trouve l'intestin très solidement réuni et adhérent à la plaie extérieure.

Obs. 2. 1728. Remond (chirurgien de l'électeur du Palatinat.) (In. Observations et remarques de chirurgie pratique. Mannheim, 1767. Obs. X, page 260.) — Hernie inguino-scrotale étranglée. Opération. Perforation de l'intestin gangrené. Résection de deux pouces d'intestin. Invagination des deux bouts l'un dans l'autre par la méthode de Ramdhor. Guérison.

Obs. 3. 1737 ou 1739. Duverger (chirurgien-major à l'hôpital de Maubeuge). In. Louis. Mémoire de l'Académie royale de chirurgie, 1757, t. III, p. 188. — Vivandier, suisse, âgé de 50 ans. Hernie inguinale étranglée depuis neuf jours. Opération. Résection d'une portion d'intestin gangrené longue de deux pouces. Suture de trois points sur un morceau de trachée de veau préparée à l'avance. Réduction de l'intestin. Le vingt-unième jour le fragment de trachée sort avec les selles. Au quarante-cinquième jour le malade était complétement guéri.

Obs. 4. 1759. Schmid Joseph. (Dissertatio de ileo, Wien, 1759. Haller. Bibliotheca chirurgica, 1755, t. II, p. 457.) — Hernie étranglée gangrénée. Opération. Résection d'une partie d'intestin longue de six pouces. Suture. Guérison.

Obs. 5. 1765. Nolleson (Journal de médecine de Vandermonde, t. XXIII, p. 361, 1765.) — Homme de 33 ans, Hernie inguinale droite réductible depuis dix ans. Etranglement. Deux jours après opération. Intestin gangrené en plusieurs points. Résection de la partie malade. Invagination par la méthode de Rhamdhor. Au trentième jour guérison complète. Au trente-deuxième jour indigestion, péritonite, mort.
A l'autopsie la réunion de l'intestin était parfaite, mais le calibre était diminué du tiers.

Obs. 6. 1789. Vincent. (Journal de Médecine et de Pharmacie, t. LVI, p. 151, 1785.) — Homme de 47 ans. Hernie inguinale gauche étranglée. Au neuvième jour opération. Anse libre enflammée non adhérente. Réduction. Persistance des accidents. 12 heures après l'anse est retirée, et on voit que la constriction a persisté. Opération de Rhamdohr. Diarrhée au dixième jour. Mort au vingt-neuvième jour d'épuisement progressif.
L'autopsie montre que l'intestin est sain, que les viscères du bas-ventre et de la poitrine sont fortement congestionnés. Epanchements séreux dans le péritoine et les plèvres.
La suture de l'intestin est tout à fait guérie.

Obs. 7. 1794. Nayler (Anatomie d'Astley Cooper). — Hernie inguinale étranglée et gangrenée. Opération. Résection de quatre pouces d'intestin et d'une portion du sac herniaire gangrenée. Fixation du mésentère contre la plaie. Au dixième jour, la plus grande partie de la suture s'entrouvre et il s'établit un anus contre nature.

Obs. 8. 1806. Cooper. — Hernie crurale étranglée et gangrénée. Résection de deux pouces et demi d'intestin. Suture à trois rangées. Mort au cinquième jour, sans avoir présenté aucune selle normale. Pas d'épanchement abdominal.

Obs. 9. 1806. Cooper. — Hernie crurale étranglée. Opération. On constate l'effusion des matières fécales dans le sac. Résection de trois quarts de pouce d'intestin. Suture à deux rangées. Au huitième jour, écoulement des matières par la plaie. Pas de selles par l'anus. Mort après deux mois sans rétrécissement de l'anus contre-nature.

Obs. 10. 1808. Molwitz (de Stuttgard). (In. Bibliothèque Médicale, t. XXI, p. 243, 1808.) — Femme, 40 ans. Hernie inguinale étranglée. Opération. Résection de l'anse gangrénée. Réunion par suture des deux bouts de l'intestin tendus sur un rouleau de fort papier plié en plusieurs doubles. Cinq semaines après la malade était tout à fait guérie. Un an après sa santé était toujours très bonne.

Obs. 11. 1828. Steinmetz. (Magazin für gesammte Heilkunde, t. XXVII, 1828, 3 cah.) — Femme de 43 ans. Hernie crurale étranglée depuis plusieurs jours. Opération. Résection de deux pieds d'intestin grêle. Suture des deux bouts. Au deuxième jour, désunion totale. Nouvelle suture. Guérison complète.

Obs. 12. 1828. Steinmetz. (Ut suprà.) — Femme de 64 ans. Hernie crurale gauche. Opération. Résection de quinze centimètres d'intestin. Suture. Guérison. (Le procédé de suture employé n'est pas mentionné dans les observations.)

Obs. 13. 1836. Dieffembach. (Gasper's Wochenschrifft für die gesammte Heilkunde, 1836, n° 26.) — Homme de 50 ans. Hernie crurale droite étranglée. Gangrène et épanchement des matières dans le sac. Débridement extra-intestinal de l'anneau crural. Résection de trois pouces d'intestin après destruction de quelques adhérences. — Resection de la partie correspondante du mésentère. Suture du mésentère. Suture de l'intestin par la méthsde de Lembert. Réduction. Selles seulement deux jours après. Suppuration de la plaie extérieure. Guérison complète au bout d'un mois.

Le malade reprend ses travaux dans les champs, puis quelques semaines après il fait un repas copieux d'aliments indigestes et meurt des suites de cette imprudence.

Autopsie. — Volvulus de l'intestin grêle dans la région lombaire gauche. Légères adhérences de la portion d'intestin étranglée autrefois. Il y avait encore deux points de fil de soie qui suppuraient légèrement. A part cela, la cicatrice était parfaite et d'une demi-ligne de largeur.

Obs. 14. 1875. Von Langenbeck. (Kroenlein, v, Langenbeck's Archiv, f. klin. Chirurgie, XIX, s. 410.) — Hernie inguinale propéritonéale étranglée et gangrenée. Laparotomie. Résection de vingt centimètres d'intestin. Invagination par le procédé de Ramdohr. Debridement du mésentère dans l'étendue de deux centimètres. Mort le deuxième jour de délire alcoolique.

Autopsie. — Les surfaces séreuses des bouts suturés sont déjà partout agglutinées.

Obs. 15. 1877. 4 juin. Küster (Berlin). (Verhandlungen der Dentschen Gesselch. f. Chirurgie, VIII, 1878, p. 83.) — Hernie crurale gauche étran glée et gangrenée. Kélotomie. Résection de quatre centimètres d'intestin et du mésentère. Suture de Lembert avec le catgut. Réduction. Le deuxième jour au soir, mort de septicémie.

Autopsie. — Plaie intestinale agglutinée sauf quelques points de suture un peu relachés. Entre deux points suintement de quelques parcelles de matières stercorales.

Obs. 16. 1877, 13 juin. Küster (Loc. cit., p. 84.) — Hernie crurale étranglée depuis cinq jours. Opération. Gangrène de l'anse. Débridement de l'orifice herniaire. Au moment où on attire l'intestin au dehors il se déchire au niveau de l'orifice interne. Epanchement de matières stercorales dans le ventre. Laparotomie pour rechercher l'extrémité de l'intestin déchiré. Résection de quatre à cinq centimètres de longueur. Suture de Lembert au catgut. Réduction. Mort de péritonite septique due à l'épanchement stercoral pendant l'opération.

Obs. 17. 1878, 4 mai. Czerny. (Berliner klinische Wochenschrift, 1880, n° 45, p. 638.) — Femme de 43 ans. Hernie inguinale gauche étranglée et gangrenée. Opération au troisième jour. L'intestin est fermé au-dessus et au-dessous de l'anse au moyen des doigts. Résection d'une portion d'intestin mesurant dix centimètres le long du bord convexe et cinq et demi le long du bord concave. Suture en double rangée formée de vingt-quatre fils de soie. Réunion de la plaie mésentérique au moyen de six points. Résection du sac herniaire que l'on lie à son collet avec du catgut. Réduction. Issue de gaz par l'anus, la première nuit. Selle le huitième jour. Guérison.

Obs. 18. 1878. 5 juillet. Küster. (In Madelung. Ueber circulare Darmnaht und Darmresection. In Archiv. für. Klinisch. Chirurgie, 1882, p. 284, obs. XV.) — Hernie inguinale gauche, étranglée et gangrenée. Etranglement depuis huit jours. Kélotomie. Anse de petit intestin nouée sur elle-même et gangrenée. Résection de cinq centimètres d'intestin. Suture de Lembert au catgut. Mort vingt-huit heures après l'opération par péritonite.

Obs. 19. 1879. Nicoladoni. (Wiener Med. Blätter., 1879, n° 6 et 7.) — Hernie crurale gauche étranglée. Opération. Fermeture par deux pinces à polype garnies de tube de caoutchouc Suture de Lembert à la soie phéniquée. Réduction. Un drain est placé jusqu'à l'anneau. Le cinquième jour après un lavement il se forme une petite fistule stercorale qui se termine spontanément après trois jours. Guérison.

Obs. 20. 1879. 6 mars. Wahl (de Dorpat). (St-Pétersbuger med., Wochenschrift, 1879, n° 27, p. 253.) — Hernie inguino-propéritonéale étranglée et gangrenée. Opération. Résection de quinze centimètres d'intestin et d'un fragment correspondant du mésentère. Suture intestinale avec dix points de catgut fin. Trois points de suture pour réunir la plaie mésentérique. La réduction de la hernie ne reste pas complète. Mort sept heures après l'opération.

Autopsie. — Les surfaces séreuses au niveau de la suture intestinale étaient agglutinées dans toute la circonférence. De l'eau versée dans l'intestin ne sort pas par le lieu de la suture.

Obs. 21. 1879, avril, Bryk (de Cracovie). (Przeglad Le Kauki.1881, n°* 22 et 23. Emprunté à la revue de M. Bouilly.) — Hernie crurale étranglée depuis dix jours. Opération. Résection d'environ douze centimètres d'intestin. Suture de Lembert. Réduction. Mort peu d'heures après l'opération.

Obs. 22. 1879, 13 juin. Woelfler (de Vienne). Wittelshôfer. Wiener med Wochenschrift, 1881, n° 4, p. 116; und briefliche Mittheilung durch Doçent Dr Wôlfler.) — Femme de 65 ans, apportée à la clinique dans un état de marasme et de collapsus très marqué. Hernie crurale étranglée et gangrenée. Opération Résection de quinze centimètres d'intestin. Suture intestinale avec vingt-cinq points à la soie. Mort six heures après la réduction.

Autopsie. — Péritonite stercoro-purulente. On trouve dans la cavité péritonéale des matières intestinales probablement tombées au moment où on a tiré l'intestin au dehors pour faire la résection. Le calibre de l'intestin est très rétréci par les points de suture. Cette suture est une suture double formée d'une rangée de points réunissant l'intestin et d'une rangée étagée de points à plus longue portée.

Obs. 23. 1879, 27 septembre. Hagedorn (de Magdebourg). (Verhandlungen des Deutschen Gessellschaft f. Chirurgie, IX, 1880, p. 64.) — Femme de 68 ans. Hernie crurale gauche. Etranglement depuis trente-six heures. Opération. Gangrène de l'anse herniée. Ligature temporaire au-dessus et au-dessous de l'anse herniée avec du catgut fort. Résection de seize centimètres d'intestin. Suture de Lembert au catgut fort et à points très rapprochés. Réduction. Au cinquième jour formation d'une fistule stercorale. Traitement prolongé par les bains permanents. Guérison.

Obs. 24. 1879, 21 novembre. Hagedorn. (Ut suprà). — Femme de 40 ans. Hernie crurale étranglée depuis neuf jours. Ligature provisoire. Différence de calibre compensée par la dilatation mécanique du bout inférieur. Suture avec trente points de catgut fort. Réduction. Au sixième jour formation d'une fistule stercorale. Guérison.

Obs. 25. 1880, avril. Kocher (de Berne). (Bulletin de la Société Médicale de la Suisse Romande, avril 1880.) — Hernie inguinale volumineuse étranglée. Réduction en masse. Gangrène consécutive à la réduction. Laparo-herniotomie. Résection de quarante-deux centimètres d'intestin. Suture de Lembert avec huit points de soie phéniquée. Réduction. Suture de la plaie abdominale. Le lendemain issue de gaz par l'anus. Selle le douzième jour. Guérison.

Obs. 26. 1880, 1er avril. Ludwick (Vienne). (Wiener medicinische Presse, 1880, n° 23, p. 743.) — Femme de 68 ans. Hernie crurale étranglée depuis cinq jours. Opération. Gangrène de l'intestin. Résection de dix à douze centimètres d'iléon. Le bord inférieur de la séparation est renversé en dedans, puis glissé au-dessus du supérieur, séreuse contre séreuse. Vingt points de suture en bouton avec le catgut n° 1. Réunion du mésentère au moyen de trois points de suture. Résection du sac herniaire mortifié et de l'épiploon. Réduction de l'intestin. Selle le quatrième jour. Guérison au bout de quatre semaines.

Obs. 27. 1880, 4 avril. Bardenheuer (de Cologne). (Die drainirung der Peritonealhöhle. Stuttgart, 1881, p. 218.) — Hernie étranglée et gangrénée. Opération. Gangrène de l'anse intestinale et épanchement des matières à travers une ouverture de la grandeur d'une pièce de cinq francs. Résection. Suture en étages. Réduction. Dans les premiers jours symtômes de péritonite, formation d'une fistule stercorale. Avortement. Guérison après quatre mois.

Obs. 28. 1880, 10 mai. Kocher (de Berne). (Centralblatt für Chirurgie, 1880, n° 29, p. 466.) — Femme de 55 ans. Hernie crurale droite. Etranglement depuis deux jours. Gangrène. Isolement de l'anse malade au moyen de deux pinces à artères grand modèle. Résection de onze centimètres d'intestin. Huit points de suture de Lembert et suture de sûreté au catgut, comprenant seulement la séreuse. Excision du sac. Issue des gaz le troisième jour. Température normale au début s'élevant à partir du sixième jour. Mort le neuvième jour.

Autopsie. — Gangrène intestinale s'élevant à dix centimètres en amont de la résection, et abcès stercoraux de la ligne de suture. Péritonite récente. Embolie de l'artère pulmonaire et infarctus dans le poumon droit.

Obs. 29. 1880, 5 octobre. Czerny. (Centralblatt für Chirurgie, 1880, p. 638.) — Femme de 45 ans. Hernie inguinale interstitielle étranglée et gangrenée. Péritonite. Opération. Résection de cinq à six centimètres d'intestin après avoir isolé l'anse malade, par la compression digitale. Suture de Czerny. Pendant qu'on fait la suture, mort par introduction d'une grande masse de vomissements dans la trachée.

Obs. 30. 1880, 11 novembre. Bryk (de Cracovie). (Przeglad Lekarski, 1881, n° 23.) — Homme de 29 ans. Hernie inguinale droite étranglée et gangrénée. Opération. Isolement de l'anse au moyen de pinces recouvertes de caoutchouc. Résection de douze centimètres d'intestin. Suture de Lembert. Réduction. Vomissements pendant sept jour. Selles colliquatives, toux. Collapsus.

Mort par pneumonie et peut-être intoxication phéniquée.

Obs. 31. 1880, 23 novembre. Heussner (de Brême). (Deutsche med. Wochenschrift, 1880, n° 42, p. 558, par Aly : Ueber 11 Radicaloperationen von Hernien.) — Femme de 73 ans Hernie inguinale étranglée depuis huit jours. Opération. Gangrène de l'anse herniée. Résection de dix centimètres d'intestin et d'un coin de mésentère correspondant. Suture de dix points de catgut séreuse contre séreuse, après retroussement circulaires des bouts. Mort le lendemain de l'opération.

Autopsie. — Péritonite aiguë consécutive à une perforation due à la persistance d'un canal de piqûre d'aiguilles à suture. Les sutures sont un peu lâches, d'après la remarque de l'auteur lui-même : « Nähte sassen etwas lockes. »

Obs. 32. 1880, 20 décembre. Gussenbauer (de Prague). (In Mem. de Madalung. Loc. cit,, p. 286.) — Hernie inguinale étranglée et gangrenée. L'intestin est perforé au niveau du sillon d'étranglement. Anse volumineuse, totalement nécrosée. Résection de dix-huit centimètres d'intestin et d'une partie du mésentère correspondant. Suture de Lembert avec 19 fils de catgut. Formation d'une fistule stercorale au sixième jour. Guérison spontanée au quatorzième jour.

Obs. 33. 1881. 14 janvier : (Périer). (Bull. Soc. chirurgie, 1881, p. 137). — Homme, 52 ans, cocher. Hernie inguinale réduite par le malade, le 11 janvier. Persistance des accidents d'obstruction le 12 et le 13.

14 janvier. État général très grave, vomissements infects. Opération. Laparotomie médiane. Intestin étranglé par collet du sac réduit en masse. Résection de la partie malade. Suture de six points de Lembert. Suture de la plaie abdominale. Mort dans le collapsus trente-deux heures après l'opération.

Autopsie. — Intestin coudé et replié sur lui-même à angle très aigu, au point qu'il y a parallélisme entre le bout supérieur et le bout inférieur. La suture est très solide et l'eau passe bien du bout supérieur dans le bout inférieur.

Obs. 34. 1881. 28 février : Julliard (de Genève). (Revue médicale de la Suisse romande, n° 6, 15 juin 1881). — Femme, 57 ans. Hernie crurale droite du volume des deux poings. Étranglement depuis la veille. Opération, le sac contient anse intestinale gangrenée et une grande masse épiploique. Résection de 18 centimètres d'intestin pendant qu'un aide maintient les anses avec ses doigts. Le bout supérieur est plus considérable que l'inférieur. Quatre fils de catgut sont placés sur la circonférence de l'intestin (point de Lembert). Le bout inférieur est alors repoussé en dedans et le bout supérieur est poussé dans son intérieur. On applique alors une seconde rangée de suture composée de neuf points de catgut. On a ainsi une double invagination (méthode de Jobert) et une double suture de Lembert.

Quatre points de catgut réunissent la plate mésentérique. Résection du sac. Suture de l'anneau et de la peau. L'opération a duré en tout une heure vingt. Au deuxième jour, émission de gaz. Au sixième jour, trois selles le soir. Guérison.

Obs. 35. 1881. 28 février : Roggenbau (de Rostok). (Berliner Klinische Wochenschrift, 1881, n°29.) — Femme de 73 ans. Hernie inguinale étranglée. Opération. L'intestin, ecchymosé et friable, se déchire pendant la réduction. La partie malade est isolée en comprimant au-dessus et au-dessous avec les doigts. Résection de 32 centimètres d'intestin. Suture de Czerny avec de la soie non cuite, ayant séjourné une demi-heure dans la solution phéniquée à 4 0/0. Onze points dans la première rangée, dix dans la seconde. Réduction. Aucune réaction inflammatoire. Selle le cinquième jour. Guérison.

Obs. 36. 1881. 28 mars : Jaffé (de Hambourg). Sammlung Klinischer Vörträge, n° 201, p. 1699, 1881.) — Femme de 52 ans. Hernie crurale ancienne. Étranhlement. Trente heures après opération. Anse gangrenée. Ligature provisoire, au-dessus et au-dessous, sur l'intestin. Résection de douze centimètres d'intestin. Différence de calibre compensée par une section oblique du bout le plus étroit. Vingt-quatre points de suture Lembert-Czerny au catgut. Dix points sur le mésentère. Réduction. Selle spontanée le quatrième jour. Guérison.

Obs. 37. 1881. 3 juin : Taendler (de Dresde). (Madelung. Op. cit., p. 287, d'après une note du D⟨r⟩ Nebel.) — Homme de 52 ans. Petite hernie crurale depuis deux ans. Etranglement depuis trois jours. Opération. Gangrène de l'intestin. Résection de 11 centimètres d'intestin. Suture avec dix fils de catgut qui sont conduits entre la séreuse et la muqueuse. Réduction. Excision du sac herniaire. Au bout de cinq jours, bon état général. A ce moment, le malade mange en cachette et quitte son lit. Epanchement stercoral. Péritonite. Mort au sixième jour.

Autopsie. — Les sutures sont complètement perdues et les bouts de l'intestin tout à fait désunis. Une portion de six pouces de long est gangrenée au-dessus de la suture.

Obs. 38. — 1881. 20 juin : Weiss. (Mém. de Rydygier. Ueber circulare

Darmresection mit ſachfolgender Darmaht. Berliner Klinische Wochenscrift, 1881, nᵒˢ 41, 42, 43. — Femme de 47 ans, Hernie crurale droite
étranglée et perforée. Ligature provisoire très lâche. Résection de dix
centimètres d'intestin. Invagination des deux bouts. Dix points de suture
de Lembert et douze points superficiels en bouton, à la soie fine phéniquée. Réduction. Fistule stercorale. Mort après un mois d'épuisement.

Obs. 39. 1881. 30 juin : Billroth (de Vienne). (In Madelung, Brieflich mit-
getheilt durch hern Docent, Dʳ Woelfler.) — Homme de 60 ans. Hernie
crurale gauche depuis deux ans. Etranglement depuis huit jours. Opéra-
tioñ. Résection d'une portion d'intestin partiellement gangrenée de cinq
centimètres de longueur. Suture à la soie phéniquée avec des aiguilles
courbes, fines et rondes. Petite fistule stercorale fermée spontanément
trois semaines après. Guérison en quatre semaines.

Obs. 40. 1881. 15 juillet : Rydygier. (Berliner Klinische Wochenschrift,
1081, nᵒ 41. p. 593.) — Femme de 58 ans. Hernie crurale gauche étranglée
depuis trois jours. Opération. Compression élastique pour fermer l'intestin au-dessus et au-dessous de l'anse. Résection de 54 centimètres d'intestin. Pas de différence de calibre. Suture en deux rangées : premier
rang, suture entortillée de Czerny ; deuxième rang, vingt points de suture de Lembert au catgut. Réduction. Fièvre. Vomissements. Mort après
vingt heures. Péritonite généralisée. Pas de perforation.

Obs. 41. 1881. Molodenkow et P. Minin. (Centralblatt für Chirurgie 1881,
p. 736.) — Homme de 21 ans et demi. Hernie inguinale droite datant
d'un an. Étranglement depuis quatre jours Opération. Anse gangrenée
portant deux perforations. Résection de la partie gangrenée après passage de fils de soie dans les parties saines. Ces fils sont confiés à des aides. Résection du mésentère après suture en quatre ou cinq points.
Vingt-cinq points de suture de Lembert au catgut. Extirpation du sac et
suture à la soie. Un drain est placé jusque dans le péritoine, et on injecte
une solution d'acide borique à 5 pour 100. Le troisième jour, au matin,
première selle. Drain retiré tout à fait au bout de trois semaines. Guérison.

Obs. 42. 1881. 4 septembre : Fuller (de New-York). (The medical Record
New-York, vol. XXIV, nᵒ 16, p. 436.) — Femme de 50 ans. Hernie crurale
étranglée depuis quatre jours. Gangrène. Opération. Double ligature sur
le mésentère. Résection de cinq pouces et demi d'intestin et du mésentère correspondant. Suture continue avec un fil ordinaire phéniqué. Réduction. Suture de la plaie abdominale. Le lendemain, état général grave.
Le deuxième jour, distension considérable et météorisme abdominal. Première selle huit jours après l'opération. Guérison complète à la sixième
semaine.

Obs. 43. 1882. Weinlechner. (Wiener medical Blätter, 1882, n° 12). — Femme de 63 ans. Hernie crurale étranglée depuis cinq jours. Opération. Résection de neuf centimètres d'intestin. Suture de quatorze points de Lembert. Mort deux jours après de péritonite.

Obs. 44. 1882. 10 janvier : Bouilly. (Revue mensuelle de chirurgie, 1883, p. 370.) — Homme de 47 ans. Hernie inguino-scrotale droite habituellement non contenue. Étranglement depuis trente-trois heures. Un vomissement fécaloïde. Scrotum œdématié et crépitant. Phénomènes généraux d'adynamie. Le sac, gangrené, est rempli de gaz et d'un liquide brun noirâtre, très fétide. Anse intestinale volumineuse, gangrenée, avec large perforation du bout supérieur. L'anse malade est attirée en dehors et maintenue par les doigts d'un aide. Résection de cinquante centimètres d'intestin et d'une portion correspondante de mésentère aussi gangrenée. Dix-huit points de suture au catgut le plus fin (méthode de Lembert), quatre points de suture mésentérique. Le bout supérieur ne paraissant pas tout à fait sain, l'anse non réduite est laissée dans la plaie.

Deux jours après, signes de péritonite suraiguë. Continuation du sphacèle sur le bout supérieur. Une large perforation au niveau de la ligne de suture laisse couler les matières fécales. Gangrène du scrotum et du testicule. Leur ablation. Formation consécutive d'un anus contre nature.

Obs. 45. 1882. Gaittat. (Lo Sperimentale, janvier 1882, p. 54.) — Femme de 67 ans. Hernie crurale droite datant de 25 ans, mais toujours mal contenue par un bandage. Étranglement. Quatre jours après, opération. Adhérences dans le sac. Gangrène plus loin. Résection d'une portion d'intestin de quatre centimètres et demi de longueur. Suture par la méthode d'Apolito. Réduction. Rétablissement presque immédiat du cours des matières. Guérison complète en vingt jours.

Obs. 46. 1882. Borel et Scherer (de Neufchâtel). (Revue médicale de la suise romande, 1882, t. II, p. 380.) — Hernie ombilicale étranglée. Résection de trente-deux centimètres d'intestin. Suture. Réduction. Mort quarante-quatre heures après. Pas de péritonite.

Obs. 47. 1882. Rochelt. (Wiener medec. Presse, 1882, n° 38.) — Homme de 54 ans. Hernie inguinale droite ancienne. Etranglement depuis cinq jours. Les enveloppes de la hernie sont œdémateuses, rouges et enflammées. Opération. Résection de douze centimètres d'intestin grêle gangrené et de la portion correspondante du mésentère. Suture Czerny-Lembert. Mort huit heures après l'opération dans le collapsus.

Obs. 48. 1883, 18 avril : G. Bouilly. (Revue mensuelle de Chirurgie, 1883, p. 372.) — Femme de 50 ans. Hernie crurale gauche étranglée depuis quatre jours. Opération. Gangrène de l'anse herniée. Large débridement. L'anse sort très facilement. Ligature du mésentère gangrené à l'aide de deux forts fils de soie. L'intestin est maintenu par un aide. Résection de vingt-un centimètres d'intestin et de la partie correspondante du mésentère. Suture du mésentère avec dix-huit points Lembert. Réduction. Excision du sac. Drain. Suture profonde de la plaie. Mort vingt-sept heures après l'opération.

Autopsie. — Le bout inférieur est vide et affaissé à cause d'une brusque coudure au-dessous de la suture. La ligne de suture est tout à fait intacte. La suture forme du côté de l'intestin une sorte de valvule qui doit rétrécir considérablement le calibre de celui-ci.

Obs. 49. 1883, 30 juin. Bouilly. (Inédite.) Homme âgé de 37 ans. Hernie inguinale gauche congénitale. Étranglement le mardi 19 juin. Tentatives de taxis en ville le soir même, puis le lendemain matin. La hernie rentre incomplètement. A son entrée à l'hôpital, le même jour, réduction complète de la hernie. État général satisfaisant.

Les vomissements continuent et on sent au niveau et au-dessus de l'arcade crurale une masse dure et sensible qui occupe l'orifice supérieur du canal inguinal.

Les 23, 24 25 juin, les vomissements fécaloïdes très abondants continuent (2 à 3 litres par jour; malgré cela l'état général reste satisfaisant, il n'y a ni algidité, ni phénomènes de réaction inflammatoire.

Le 25 et le 26. On administre des lavements qui semblent vider le gros intestin, mais les vomissements continuent très abondants, bien que le malade ne prenne que du bouillon.

Le 28 et le 29. Les vomissements des matières fécales liquides continuent, l'amaigrissement est très considérable. On pense à une invagination de l'S iliaque et on applique des courants continus.

Enfin le 30, on endort le malade et avant de procéder à l'opération, on pratique l'examen du rectum au moyen de l'éclairage et cela sans aucun résultat.

Immédiatement, on pratique la laparotomie médiane. Incision au-dessous de l'ombilic. de 10 à 12 centim.

Aussitôt le péritoine ouvert, une anse d'intestin grêle très volumineuse, très congestionnée vient saillir entre les lèvres de l'incision et peut être facilement refoulée. La main introduite dans l'abdomen tombe sur une portion d'intestin grêle absolument affaissée, ratatinée et vide.

L'obstacle siégeait donc sur l'intestin grêle. Cette portion d'intestin affaissée est retirée de l'abdomen, dévidée et rentrée à mesure dans le but d'arriver ainsi jusqu'au point où siège l'obstacle.

On arrive à la valvule iléo-cæcale; on recommence alors le dévidage de l'intestin et après environ 1 m. 50 d'intestin affaissé, on le voit disparaître dans un orifice où il est pincé fortement par un anneau circulaire. On croirait, au premier abord, à une invagination dans laquelle des adhérences se seraient établies entre les bouts invaginés.

En exerçant de légères tractions sur ces adhérences, on voit l'intestin sortir tout à coup de l'orifice qui n'était autre qu'un collet herniaire soit rentré dans l'abdomen, soit siégeant très haut au-dessus et en arrière du trajet inguinal. La portion d'intestin étranglée est coupée net par le sphacèle, de sorte que le calibre intestinal est interrompu par une large déchirure étendue du bord convexe au bord concave presque jusqu'à l'insertion mésentérique. Le bout afférent est très dilaté et congestionné. Pas trace de péritonite.

Le seul parti à prendre consiste à réséquer la portion d'intestin gangrenée et à rétablir par la suture la continuité du canal intestinal. Le danger, en effet, était tout aussi grand en établissant un anus contre nature sur la ligne médiane, par lequel on risquait d'avoir un épanchement stercoral dans le ventre et contre lequel il aurait fallu plus tard intervenir par la même manœuvre de la résection et de la suture circulaire.

On procéda alors de suite à la résection et à la suture des bouts gangrenés et rompus.

Les deux bouts étant amenés à l'extérieur, sans qu'une parcelle de matières intestinales se répande dans l'abdomen, des éponges sont placées de manière à fermer le ventre en deçà des portions d'intestin retirées.

Le bout supérieur gorgé de matières est soigneusement vidé, il laisse couler deux bassins de matières stercorales grisâtres, très fluides. On y introduit alors une sonde en caoutchouc rouge et on y chasse une injection d'eau phéniquée légère, tiède, afin de réveiller les contractions intestinales. Quand le liquide revient propre, on procède à la résection.

Un fil de soie modérément serré est placé sur le bout supérieur à 7 ou 8 centim. du point à réséquer, pour prévenir l'effusion des matières. Un autre est placé transversalement sur le mésentère au point où celui-ci doit être désinséré de l'intestin; ce second fil empêche l'écoulement du sang.

Comme il y a une assez grande différence de calibre entre les deux bouts, différence qu'on peut bien évaluer à un tiers en plus pour le bout supérieur ; on sectionne le bout inférieur obliquement et le supérieur perpendiculairement à son axe et on enlève une portion d'intestin longue de 4 à 5 centimètres.

Après lavage soigné des deux bouts, on procède à la suture qui se fait à l'aide de soie phéniquée, n° 0, par la méthode de Lembert (23 points).

L'anse intestinale est ensuite soigneusement rentrée dans l'abdomen et étendue horizontalement de manière qu'il n'y ait point de flexion au-dessous de la ligne de réunion.

Suture de la paroi abdominale à l'aide du fil d'argent. Pansement de Lister. Glace. Opium.

L'opération a duré une heure et demie.

1er juillet, au matin. État aussi satisfaisant que possible, plus de vomissements, ni de nausées, soif, température normale, mais un peu de tremblotement des doigts et de carphologie.

Dans l'après-midi, douleurs abdominales violentes, fièvre, mort dans le délire avec une température de 40° trente heures après l'intervention.

Autopsie. — Péritonite généralisée commençante. Pas trace d'épanchement stercoral dans l'abdomen ; la ligne de réunion est très solide et n'a cédé en aucun point.

ENTÉRECTOMIES ET ENTÉRORRHAPHIES

N°	Date.	Opérateur.	Sexe-Age	Nature de hernie. Durée d'étrang.	Lésions trouvées	Précautions	Résection.
1	1727	Ramdhor.	F.	Hern. ing.	Gangrène.	»	65 cent.
2	1737	Duverger.	H. 50.	H. ing. scrot. 9 j.	Gang. perfor.	»	6 cent.
3	1728	Remond.	H.	H. ing. scrot.	Gangr.	»	6 cent.
4	1759	Schmidt.	»	H. crurale.	Gangr.	»	18
5	1765	Nolleson.	H. 33.	H. ing. dr. 2 j.	Gan. plus. points.	»	R.
6	1789	Vincent.	H. 47.	H. ing. g. 9 j.	»	»	R.
7	1794	Nayler.	»	H. ing.	Gang. de l'int. et sac.	»	12 cent.
8	1806	A. Cooper.	»	H. crur.	Gangr.	»	7
9	1806	A. Cooper.	»	H. crur.	Gangr. ouvert. dans le sac.	»	2
10	1808	Molwitz.	F. 40.	H. ing. dr.	Gangr.	»	R.
11	1828	Steinmetz.	F. 43.	H. crur.	Gangr.	»	65
12	1828	Steinmetz.	F. 64.	H. crur. g.	Gangr.	»	15
13	1836	Dieffenbach.	H. 50.	H. cr. dr.	Phlegm. stercoral du sac.	»	12
14	1875	Langenbeck	»	H. ing. propér.	Gangr.	»	20
15	1877	Küster.	»	H. cr. g. 5 j.	Gangr.	»	4
16	1877	Küster.	»	H cr.	Gang. déchir. opératoire, épanch.	»	4 à 5
17	1878	Czerny.	F. 43.	H. ing. g. 3 j.	Gangr.	»	10
18	1878	Küster.	»	H. ing. g. 8 j.	Gang. anse nouée sur elle-même.	»	5
19	1879	Nicoladoni.	»	H. cr. g.	Gangr.	Fixation avec 2 pinces poly.	R.
20	1879	Wahl.	»	H. in. propér.	Gangr.	»	15
21	1879	Bryk.	»	H. crur.	Gangr. 10 jours.	»	12
22	1879	Woelfler.	F. 65.	H. crur.	Gang. marasme.	»	15
23	1879	Hagedorn.	F. 68.	H. cr. g. 36 h.	Gangr.	Ligat. temp.	16
24	1879	Hagedorn.	F. 40.	H. cr. 9 jours.	Gangr.	Ligat. prov. dilat. p. inf.	R.

CIRCULAIRES PRIMITIVES

Suture.	Mésentère.	Phénomènes consécutifs.	Terminaison	Autopsie.	Remarques.
Invagin. suture	Résect.	•	Guérison.	Intestin très solide adhérent.	Mort de pleurésie un an après
Suture sur trachée.	»	Sortie de la trachée le 21e jour.	Guéris. 45e j.	«	»
Inv. Rhamdohr	»	»	Guérison.	»	»
Suture.	»	»	Guérison.	»	»
S. Ramd.	»	»	Guér. 30e j.	Réunion parfai. Cal. dim. de 1/2.	Au 32e j. indig. périt. Mort.
S. Ramdh.	»	Diarrhée profuse.	Mort 29e j.	Réunion solide. Congest. pulm.	»
S.	»	10e j., rupture de la suture.	Guérison.	•	Persist. d'un anus c. natur.
S. 3 rangs.	»	Péritonite.	Mort 5e j.	Pas d'épanch. stercoral.	»
S. 2 rangs.	»	Anus c. nat. au 8e j.	Mort au 8e m.	•	•
Sut. s. pap. roulé	»	»	Guér. 5 sem.	•	•
S.	»	Désunion au 2e j. 2e suture.	Guérison.	»	»
S.	»	»	Guérison.	»	»
S. Lembert.	Rés. sut.	Selle 2e j. suppur. plaie ext.	Guér. 1 sem.	Cicatr. parfaite sauf 2 points.	Mort 2 m. ap.
S. Ramd.	Rés. 2 sut.	Délire alcoolique.	Mort 2e j.	Suture agglutin.	»
S. Lemb.	Rés.	Septicémie.	Mort 2e j.	Qqs p. béants.	Mauvaise sut.
S. Lemb.	»	Périton. sept.	Mort.	•	»
S. 2 rangs, 24 points.	Rés sut. 6 p	1 selle au 8e j.	Guérison.	•	»
S. Lembert.	»	Péritonite.	Mort 28 h.	»	»
S. Lembert.	»	5e j. fist. sterc.	Guérison.	»	»
S. 10 p.	Rés. sut. 3 p.	Collapsus.	Mort 7 h.	Agglutin. eau ne passe pas.	»
J. Lemb.	»	Collapsus.	Mort 9 h.	»	»
S. 2 rangs.	»	Péritonite.	Mort 5 h.	Périt. sterc. par.	Op. cont. indiq.
S. Lemb.	»	5e j. fist. sterc.	Guérison.	»	»
S. 30 p.	»	6e j. fist. sterc.	Guérison.	»	»

ENTÉRECTOMIES ET ENTÉRORRHAPHIES — CIRCULAIRES PRIMITIVES

No.	Date.	Opérateur.	Sexe-Age	Nature de hernie. Durée d'étrang.	Lésions trouvées.	Précautions.	Résection.	Sutures.	Mésentère.	Phénomènes consécutifs.	Terminaison	Autopsie.	Remarques.
25	1880	Kocher.	»	H. ing.	Réduct. en masse et gangr.	»	42	S. Lemb. 8.	»	1 selle au 12e j.	Guérison.	»	»
26	1880	Ludwick.	F. 60.	Hern. cr., 5 j.	Gang. intest. sac.	»	10 à 12	S. 20 p.	Rés. 3 p:	1 selle au 4e jour.	Guérison.	»	»
27	1880	Bardenheuer	»	»	Gan. épanch. sac.	»	R.	S. en étages.	»	Fist. sterc.	Guér. 4 m.	»	»
28	1880	Kocher.	F. 55.	H. cr. dr., 2 j.	Gangr.	Fixat. avec gdes pinces.	11	S. Lemb. 8.	»	Gang. ascend.	Mort 9e j.	»	Forme très grave d'étr.
29	1880	Czerny.	F. 49.	H. ing. interst.	Gangr. périton.	Compr. digit.	5 à 6	S. Czervy.	»	Vomiss. dans l'op.	Mort imméd.	»	Op. contre ind.
30	1880	Bryk.	H. 29.	H. ing. dr.	Gangr.	Pinces garn. de caoutch.	12	S. Lemb.	»	Vom. selles colliq.	Mort.	Pneumonie.	»
31	1880	Heussner.	F. 73.	H. ing., 8 j.	Gangr.	»	10	S. 10 p.	Résect.	Péritonite.	Mort 1 j.	Ecoulem. stern. par trou de sut.	Sutures défect
32	1880	Gussenbaur.	»	H. ing.	Gangr. perfor.	»	18	S. Lem. 19.	Résect.	Fist. sterc. 6e j.	Guér. 14e j.	»	»
33	1881	Périer.	H. 52.	H. ing.	Réduct. en masse	Laparotomie	R.	S. Lem. 6 p.	»	Collapsus.	Mort 32 h.	Suture solide, intest. coud.	Op. très grave.
34	1881	Julliard.	F. 57.	H. cr. dr., 1 j.	Gangr.	Compr. digit.	18	S. Lemb.	Rés. sut. 4 p.	Selle au 6e j.	Guér. 15e j.	»	»
35	1881	Roggenban.	F. 73.	H. ing.	Int. friable déch.	Compr. digit.	32	S. Cz. 11/10.	»	Selle au 5e j.	Guér. 10e j.	»	»
36	1881	Jaffé.	F. 62.	H. cr., 30 b.	Gangr.	Ligat. prov. sect. obliq.	12	S. Lemb. Cz 24 p.	Rés. 10 p.	Selle au 4e j.	Guérison.	»	»
37	1881	Taendler.	F. 52.	H. cr., 3 j.	Gangr.	»	11	S. 10 p.	»	Selles 5e j. indig.	Mort 6e j.	Péritonite, gangrène ascend	»
38	1881	Weiss.	F. 47.	H. c. dr.	Gang. perf.	»	10	S. 10 Lem./12 p.	»	Fist. stercor.	Mort 1 mois	»	Epuis. par fist.
39	1881	Billroth.	H. 60.	H. cr. g., 8 j.	Gangr.	»	5	S.	»	Fist. stercor.	Guér. 3 sem.	»	»
40	1881	Rydygier.	F. 58.	H. cr. g., 3 j.	Gangr.	Comp. élast.	54	S. Cz./20 Lem.	»	»	Mort 20 h.	Périt. sans perf.	»
41	1881	Molokendoff	H. 21 1/2.	H. ing. de 4 j.	Gangr. 2 perf.	Fil de soie.	R.	S. Lemb. 25.	»	1 selle 3e jour.	Guér. 3 sem.	»	»
42	1881	Fuller.	F. 50.	H. cr., 4 j.	Gangr.	»	16	Sut. contin.	»	1 selle 8e j. météorisme	Guér. 6 sem.	»	»
43	1882	Weinlechner	F. 63.	H. cr., 5 j.	Gangr.	»	9	S. Lemb. 14.	»	»	Mort 2e j.	»	»
44	1882	Bouilly.	H. 47.	H. ing. scr. dr., 33 h. étr.	Gan. du sac, perfor. intest.	Comp. digit.	50	S. Lemb. 18.	Rés. 4 p.	Péritonite.	C. av. a. c. n.	»	»
45	1882	Gaittat.	F. 67.	H. cr. dr., 4 j.	Adhér. gangr.	»	4 1/2	S.	»	Selle au 2e j.	Guér. 20 j.	»	»
46	1882	Borel et Scherer.	»	H. omb.	»	»	32	S.	»	Epuisement.	Mort 44 h.	Pas de périt.	»
47	1882	Rochelt.	H. 54.	H. ing. dr., 5 j.	Phlegmon sterc. des bourses.	»	12	Lemb.	»	Collapsus.	Mort 8 h.	»	»
48	1883	Bouilly.	F. 50.	H. cr. g., 4 j.	Gangr.	Comp. digit.	21	S. Lemb. 18 p.	Rés. sut. 2 p.	»	Mort 27 h.	Brusque couture.	»
49	1883	Bouilly.	H. 43.	H. ing. g.	Réd. en masse gangr.	Laparotomie épongés.	4 à 5	23 Lemb.	Ligature.	»	Mort 30 h.	Perit traum. au début.	Cas extrêmem grave.

Nous avons donc réuni 49 observations de résection primitive et de suture circulaire de l'intestin pour la cure de hernies gangrenées; 13 de ces observations seulement n'appartiennent pas à la période moderne de l'historique qui, elle, en renferme 36, ce qui indique le mouvement important qui s'est fait dans ces dernières années vers cette méthode. La lecture des observations dont nous avons présenté les points les plus saillants indique les procédés employés, les accidents et les particularités de chaque cas; il est à regretter qu'un certain nombre de ces faits, publiés à l'étranger, l aient été d'une façon aussi abrégée. Voyons les résultats que l'on peut déduire de notre tableau.

Il est un premier fait intéressant, le nombre des sujets du sexe féminin est double de l'autre, ce qui marque la tendance marquée qu'ont les femmes à refuser, pendant longtemps, les conseils du chirurgien. Nous trouvons que l'opération a été pratiquée à peu près à tous les âges, depuis l'adolescence jusqu'à une vieillesse avancée; le plus jeune sujet avait 21 ou 22 ans; les deux plus âgés, 73 ans. La gravité de l'opération ne paraît pas varier notablement avec l'âge; elle est toujours considérable.

La gangrène a appelé l'intervention plus souvent pour les hernies crurales (il y en a 25 cas), que pour les inguinales, dont nous trouvons seulement 15 observations; deux fois on a pratiqué l'opération pour des hernies propéritonéales, variété toujours très grave, et une fois pour une hernie ombilicale; trois fois pour des hernies congénitales.

La *durée* de l'etranglement avant l'opération est une notion d'appréciation assez importante; il est regrettable que dans 23 cas elle n'a pas été signalée; dans les autres, elle varie de un à dix jours; ainsi, on a:

1 cas à 1 jour.			4 cas à 5 jours.	
3 —	2 jours 1/2		4 —	8 —
2 —	2 —		3 —	9 —
3 —	3 —		1 —	19 —
4 —	4 —			

Le plus souvent donc on est intervenu au 4, 5 et 8e jour de l'étranglement, et on sait que l'intervention est d'autant plus grave dans les hernies étranglées, qu'on s'éloigne plus du début des accidents.

Dans 40 observations nous trouvons indiquée la longueur de l'intestin supprimée par la résection; elle varie de 2 à 65 centimètres et le pronostic des opérations ne paraît pas varier. notablement avec la longueur de la partie réséquée, mais on comprend facilement que plus celle-ci est considérable, plus les difficultés de la réunion sont nombreuses et cela surtout à cause de la brèche faite au mésentère.

Voici rapidement l'exposé de ces chiffres :

1 cas de résection de 2 cent.	2 cas de résection de 16 cent.
— — — 4 — et 4 1/2	3 — — 18 —
3 — — 5 — et 5 1/2	1 — — 20 —
2 — — 6 —	1 — — 21 —
1 — — 7 —	2 — — 32 —
1 — — 9 —	1 — — 42 —
3 — — 10 —	1 — — 50 —
3 — — 11 —	1 — — 54 —
6 — — 12 —	2 — — 65 —
3 — — 15 —	

Les procédés de suture employés pour réunir les deux bouts de l'intestin ont été très nombreux, tous ont fourni succès et insuccès, ce qui montre combien il est difficile et délicat de bien faire ces opérations.

Le tableau suivant va permettre de se rendre compte de ce que nous avançons, d'une façon très simple :

Invagination et suture de Ramdohr......	4 cas.	4 succès.	2 insuceès.
Suture de Lembert........................	17 »	8 »	9 »
Suture de Czerny.....................	3 »	1 »	2 »
Suture de Czerny-Lembert..............	2 »	1 »	1 »
Suture d'Apolito..............	1 »	1 »	0 »
Suture sur conducteur (Trachée de veau.	1 »	1 »	0 »
2 cas. (Rouleau de papier..	1 »	0 »	1 »
Suture sans désigna- (A une rangée	10 »	6 »	4 »
tion 19 cas. (A plusieurs rangées.	9 »	5 »	4 »

Plus est longue l'anse d'intestin reséquée, plus grand est le triangle mésentérique que l'on est obligé d'enlever, qu'il soit lésé ou non, afin d'éviter son plissement ; 14 fois on a été obligé d'agir ainsi et on a placé, pour obtenir la réunion de la plaie, de 2 à 10 points de suture. Nous verrons, dans un autre chapitre, combien est importante la parfaite exécution de la suture mésentérique et quelles précautions elle réclame.

Il est encore une manœuvre importante qui a pour but d'arrêter, dans les extrémités ouvertes de l'intestin, après la résection, le cours des matières et du sang ; sans quoi, on ne pourrait faire la suture avec la netteté désirable. Les divers chirurgiens cités ont employé plusieurs moyens.

Czerny, Julliard, Roggenbau, Bouilly, ont simplement employé la compression digitale, procédé simple, mais qui nécessite l'emploi d'aides tout à fait sûrs, Hagedorn, Jaffé, Molokendoff, ont placé sur l'intestin une ligature temporaire, tandis que Küster, Kocher et Brylk se servent d'une pince, dont les mors, probablement assez longs, sont garnis de tubes de caoutchouc, afin que la pression soit plus douce. Quant à Rydygier, il se sert d'un compresseur élastique.

Examinons maintenant les résultats définitifs obtenus dans les 49 opérations. Nous y trouvons 26 guérisons et 23 morts ; 2 malades ont conservé un anus contre nature. Cette mortalité de 47 0/0 à peu près en chiffres bruts, est très considérable. Mais, il est bon, de considérer un instant de quelle façon sont morts ces opérés et à quelle époque ils ont succombé après l'opération, c'est ce que présente le tableau suivant :

1re journ. 7 morts.
1. Pendant la chloroformis. vomissements dans la trachée.
2. Collapsus et algidité.
3. Péritonite.

2e journ. 8 morts.
2. Collapsus.
3. Péritonite.
1. Obstacles au cours des matières.
1. Septicémie.
1. Délire alcoolique.

5e journ. 1 mort. Obstruction intestinale.
6e journ. 1 — Indigestion.
9e journ. 1 — Gangrène ascendante.
29e journ. 1 — Diarrhée profuse.
1 mois 1 — Anus contre nature.
6 mois 1 — Anus contre nature.

Le collapsus et la péritonite sont donc les accidents les plus communs, qui amènent la mort les premiers jours après l'opération.

Mais, comme le fait remarquer M. le Dr Bouilly, dans son mémoire, il est juste de tenir compte, dans cette statistique mortuaire, de plusieurs circonstances qui auraient pu peser sur la détermination des opérateurs et qui étaient, à nos yeux, une contre indication formelle de l'opération. Dans 2 cas, en effet (obs. 22 et 29), il était absolument indiqué d'agir autrement ; dans le premier (obs. 22, Woelfler), c'était une femme âgée, arrivant dans le service en plein collapsus ; dans le second (obs. 29, Czerny), la malade présentait avant l'opération les signes évidents d'une péritonite.

Dans 4 autres cas, la péritonite peut être attribuée à ce que la suture n'était pas sans défaut, quelques points cédaient, ou bien les liquides intestinaux passaient par les trous des aiguilles (obs. 8, 9, 15, 31).

Enfin, dans 3 autres circonstances, les opérateurs ont eu affaire à des variétés extrêmement graves par elles-mêmes, 2 fois (obs. 14, 33), à des hernies inguino-propéritonéales dont l'étranglement est presque toujours mortel, une fois (obs. de M. Bouilly), la gangrène intestinale avait une marche très rapide. Il reste donc 13 morts dues à ces accidents non imputables à des vices d'exécution ou à des fautes contre l'indication opératoire.

L'examen nécroscopique des malades qui ont succombé est fécond en renseignements sur la marche de la réparation et aussi sur quelques circonstances qui entrent en jeu pour amener une issue funeste.

L'adhésion entre les surfaces séreuses pourvu que la su—

ture soit assez serrée est extrêmement rapide. Tous ceux qui, comme nous, ont observé ce qui se passe dans les opérations intra-abdominales, ont vu avec quelle rapidité la surface séreuse de l'épiploon adhère avec le péritoine. Dans un cas (obs. 20). où le malade était mort sept heures après l'opération l'agglutination des deux bouts é ait si exacte que l'eau ne pouvait passer au travers de la suture Dans 2 cas (obs. 33 et 48), où la mort avait frappé les opérés à 27 et à 32 h. après l'intervention, les sutures étaient très solides, mais l'intestin présentait immédiatement au-dessous une coudure brusque qui mettait un obstacle absolu au cours des matières.

Nous reviendrons plus loin sur cette particularité qui est encore une conséquence fâcheuse de la suture circulaire. Dans tous les autres cas, la suture était très solide ; mais il faut encore noter que le volume de celle-ci formait, chez l'opéré de M. Bouilly (obs. 48), un bourrelet très saillant dans l'intestin, et que le calibre de celui-ci était diminué de moitié dans un autre cas (obs. 5). Ce volume considérable de la suture est encore une imperfection qu'il faudra essayer de corriger.

b. *Entérorrhaphies latérales primitives.*—Si le procédé opératoire, que nous venons d'étudier, est effrayant par ses résultats, il n'en est pas de même pour celui-ci. Le premier s'appliquait à des lésions étendues, le second s'attaque à des altérations limitées de la paroi intestinale. Le temps nécessaire pour accomplir la gangrène de tout le pourtour d'une anse intestinale est, toutes choses égales d'ailleurs, plus long que celui qui est suffisant pour produire de petites perforations. A priori, la suture latérale de l'intestin est une opération bien plus bénigne ; il n'y a, en effet, pas de résection, la continuité du calibre n'est pas interrompue, la suture est moins longue, il n'y a pas à lutter contre les différences de calibre de l'intestin au-dessus et au-dessous de l'étranglement. Toutes ces considérations expliquent pourquoi les résultats sont si excellents; elles font prévoir que la suture latérale est de beaucoup préférable à l'anus contre nature et surtout à la réduction pure et simple dont la cause est instruite plus haut. Nous avons réuni 18 observations de suture latérale proprement dite, et nous y avons joint 6 faits de ligature latérale, procédé qui, comme chacun sait, est, au point de vue de la physiologie pathologique, très analogue à la suture.

Observations d'entérorrhagie latérale primitive.

Obs. 1. 1840, 13 août. Judrin. (Gazette médicale de Paris, 1840, p. 250.) — Femme, 46 ans. Hernie crurale gauche depuis trois ans. Etranglement le 4 août. Opération le huitième jour. Anse intestinale entourée de fausses membranes récentes dans toute son étendue, elle est d'un rouge brun très foncé. Perforation de deux lignes environ au point le plus adhérent. Deux points de suture en croix. Guérison complète un mois après.

Obs. 2. 1846. Nuncianti. (Jobert de Lamballe, Mémoires de l'Académie de médecine, t. XII, 1846, p. 549.) — Homme de 40 ans, hernie étranglée depuis quatre jours. Eschare de 8 à 10 lignes sur la face antérieure de l'intestin. Suture de Nuncianti. Le fil tombe le quinzième jour. Guérison complète au quarantième jour.

Obs. 3. 1846. Maisonneuve. (Bulletin de la Société de chirurgie, t. I, p. 48.) — Vieillard. Hernie inguinale vaginale. Opération. Perforation de l'intestin de 1 cent. 1/2. Suture de Gély. Réduction. Suture de la plaie. Guérison.

Obs. 4. 1846. Jobert (de Lamballe). (Mém. de l'Acad. de médecine, 1846, t. XII. Rapport de Jobert sur les procédés de Moreau-Boutard.) — Garçon de 12 ans. Hernie inguinale droite congénitale étranglée. Opération. Perforation gangreneuse de l'intestin. Suture entrecoupée (3 points) pour adosser les séreuses. Guérison complète au bout de quinze jours.

Obs. 5. 1848. Huguier. (Bulletin de la Société de chirurgie, t. I, p. 103, 1848.) — Hernie inguinale étranglée. Opération. Double perforation de l'intestin, une complète, l'autre incomplète. Suture par adossement des séreuses. Réduction. Chute des fils au bout de quelques jours. Guérison.

Obs. 6. 1857. Guyon. Moniteur des hôpitaux, n° 64, p. 506, 1859. —

Homme, 17 ans. Hernie inguinale congénitale. Etranglement. Au troisième jour, opération. Anse intestinale, longue de 20 centim. Fissure de la séreuse au niveau du sillon d'étranglement. Suture en piqué de Gély. Réduction. Guérison complète au quatorzième jour.

Obs. 7. 1860. Liégard (de Caen). (Gazette des hôpitaux, 1860, p. 100.) — Homme de 18 ans. Hernie inguinale étranglée depuis quatre jours. Opération. Anse de 36 centim. d'un rouge foncé avec plaques brunes. Perforation ovale à bords grisâtres de 8 millimètres. Suture de Jobert. Fixation à l'orifice supérieur. Le fil tombe au cinquième jour. Guérison complète un mois après.

Obs. 8. 1860. Jobert (de Lamballe). — Homme, 35 ans. Hernie scrotale volumineuse, irréductible depuis longtemps. Opération après trois jours d'étranglement. Gangrène limitée de l'intestin. Mort la nuit d'accidents généraux.

Obs. 9. 1860. Michon. (Thèse de Jamain, 1861.) — Femme, 36 ans. Hernie crurale gauche, datant de plusieurs années. Etranglement depuis quatre jours. Opération. Intestin rouge brun noirâtre, du volume d'une petite noix. Perforation de la grandeur d'une pièce de 50 centimes. Quatre points de suture. L'épiploon seul laissé dans la plaie s'élimine peu à peu. Guérison totale deux mois après.

Obs. 10. 1869. Daviers. (Thèse de doct., Pissot, p. 57, Paris, 70.) — Femme, 44 ans. Hernie crurale gauche, datant de quatre ans. Etranglement. Six jours après, opération. Petite anse intestinale présentant une encoche d'étranglement très marquée. Plaques jaunes ramollies circulaires et côte à côte. Suture sans résection formant un pli qui rentre vers l'intestin. Guérison complète quinze jours après.

Obs. 11. 1872. Boudet. (Revue médicale de Limoges, 1872, n° 10.) — Hernie inguinale étranglée. Opération. Perforation intestinale. Suture en croix. Guérison.

Obs. 12. 1874. Fochier (de Lyon). (Lyon médical, 1874, p. 484.) — Hernie étranglée. Opération le septième jour. Perforation au sommet de l'anse herniée. Suture perdue. Guérison.

Obs. 13. 1875. Bœckel (de Strasbourg). (Gazette médicale de Strasbourg, 1875, n° 5.) — Femme, 60 ans. Hernie crurale, étranglée depuis trente-six heures. Tache gangreneuse de 2 centim. de long sur 14 millim. de large, suture au surjet renversant la plaque vers l'intérieur de l'anse intestinale. Réduction sans fermer la plaie extérieure. Guérison.

Obs 14. 1881. 18 avril. Richelot. (Union médicale, 30 mai 1881.) —

Femme de 39 ans. Hernie crurale depuis cinq ans, partiellement réduite et mal maintenue par un bandage. Etranglement le 15 avril. Trois jours après, tumeur du volume d'une orange, au-dessus de l'arcade de Fallope du côté droit. Abdomen distendu, sensible, pouls plein, température normale. Kélotomie sous le spray. Anse complète cachée sous un paquet épiploïque et étranglée par un anneau étroit. Débridement. Perforation arrondie donnant passage à du liquide intestinal. Cet orifice est obstrué en soulevant la paroi à ce niveau et en le prenant dans un point de fil de catgut. Réduction de l'anse. Pansement de Lister. Guérison sans complications.

Obs. 15. 1881. Jos. Adam. (The Lancet, vol. 1, p. 177, 1881.) — Hernie scrotale étranglée. Violentes manœuvres de taxis. Rupture du sac et déchirure de l'intestin. Opération. Suture au catgut. Réduction immédiate. Guérison.

Obs. 16. 1882. Hofmokl. (Wiener med Presse, no 52, 1882.) — Hernie crurale étranglée. Gangrène particlle et anus contre nature. Résection partielle et suture de l'intestin. Péritonite. Mort.

Obs. 17. 1883. Tansini. (Gazette degli ospit., p. 138, 1883.) — Hernie étranglée. Opération. Double perforation intestinale. Entérorrhaphie. Guérison.

Obs. 18. 1883, 12 août. Richelot. (Union médicale, 1883, no 143, p. 614.) — Femme, 62 ans. Hernie crurale droite réductible et bien maintenue d'habitude. Etranglement le 10 août, à quatre heures du soir. Ce jour même et le lendemain tentatives de taxis brutales et prolongées. Quarante-huit heures après, opération. Sac brun contenant une masse épiploïque congestionnée et contenant de petits foyers sanguins, et une anse intestinale complète d'un rouge vineux. Petite perforation sur la convexité de l'anse. Ce tissu très friable se déchire et se perfore. Suture de deux points au catgut formant un pli au fond duquel sont les perforations. Résection du sac herniaire. Suture profonde. Drainage. Pansement de Lister.

Première selle un jour après l'opération. Petit abcès de la ligne de suture. Guérison complète un mois après l'opération.

LIGATURE LATÉRALE.

Obs. 19. 1800, 9 décembre. A. Cooper. (OEuvres chirurg. de A. Cooper, trad., Paris. 1837) — Homme de 22 ans. Hernie étranglée. Opération anse intestinale de 4 pouces, présentant une petite perforation. Ligature circulaire. Réduction. Suture de la plaie extérieure. Guérison.

ENTÉRORRHAPHIES LATERALES PRIMITIVES.

a. *Par suture.*

N°	Date.	Opérateurs.	Sexe, âge.	Nature de H.; durée.	Lésions.	Suture.	Particul. opérat.	Accidents conséc.	Terminaison.	Autopsie.
1	1840	Judrin.	F. 46.	H. cr.-g., 3 j.	Perfor. de 2 lignes.	2 points s.en croix	»	»	Guérison, 1 mois.	»
2	1846	Nuncianti.	H. 40.	H ing., 4 j.	Eschare de 10 lig.	Nuncianti.	»	Fist.stec.au 15e j.	Guérison, 40 jours.	»
3	»	Maisonneuve.	H.	H. ing.-vag.	Perf. 1 cent. 1/2.	Gély.	»	»	Guérison.	»
4	1846	Jobert.	H. 12.	H. ing.-cong.	Perf. gang.	S. 3 points.	»	»	Guérison, 15 jours.	»
5	1848	Huguier.	H.	M. ing.	2 perf.	S.	»	»	Guérison.	»
6	1857	Guyon.	H. 17.	H. ing.-cr , 3 j.	Fissure sillon.	S. Gély.	»	»	Guérison, 14 jours.	»
7	1380	Liégard.	H. 18.	H. ing., 4 j.	Anse de 36 mm., perf. 8 mm.	S. Jobert.	Fixation à l'orif.	Chute des fils, 5e j.	Guérison, 1 mois.	»
8	1860	Jobert.	H 33.	H. ing., 3 j.	Gangr. limit.	S. Jobert.	»	Collapsus.	Mort, 1 jour.	»
9	1860	Michon.	F. 36.	H. cr., 4 j.	Plaque gangr.	4 points.	Epip. laissé en pl.	»	Guérison, 2 mois.	»
10	1869	Daviers.	F. 44.	H. cr., 6 j.	Plaque gangr.	S. Jobert.	»	»	Guérison, 15 jours.	»
11	1872	Boudet.	H.	H. ing.	Perfor.	S. croix.	»	»	Guérison.	»
12	1874	Fochier.	H.	H. ing.	Perf. sommet.	S.	»	»	Guérison.	»
13	1875	Bœckel.	F. 60.	H. cr., 36 h.	Gangr. 2 cent.	Surget.	Pas de réunion de la plaie externe.	»	Guérison.	»
14	1881	Richelot.	F. 30.	H. cr., 3 j.	Perf. 1 mm.	S. 1 point.	Résect. de l'epipl.	»	Guérison.	»
15	1881	Adam.	H.	H. scrot.	Déchirure par taxis violent.	S.	»	»	Guérison.	»
16	1882	Hofmokl.	F.	H. crur.	Gangr. part.	S.	»	Péritonite.	Mort.	»
17	1882	Tansini.	»	H.	2 perfor.	S.	»	»	Guérison.	»
18	1883	Richelot.	F. 62.	H. cr., 48 h.	1 perf., friabilité.	S. 2 points.	Résect. du sac.	Abcès la lig.de sut.	Guérison, 1 mois.	»

b. *Par ligature latérale.*

N°	Date.	Opérateurs.	Sexe, âge.	Nature de H.; durée.	Lésions.	Suture.	Particul. opérat.	Accidents conséc.	Terminaison.	Autopsie.
19	1800	A. Cooper.	H. 22.	H.	Perfor.	Lig.	»	»	Guérison.	»
20	»	Laugier.	»	»	Perfor. de 2 lignes.	Lig.	»	»	Guérison, 1 mois.	»
21	»	Broca.	F.	H. cr., 2 j.	Perfor.	Lig.	»	Avortement.	Mort, 30 jours.	»
22	1854	Tatum.	F. 46.	H. cr., 2 j.	Perf. gr. 1 mm.	Lig.	»	»	Guérison, 24 jours.	»
23	1856	Tatum.	F. 46.	H. cr., 3 j.	Perf. 6 à 8 mm.	Lig.	»	»	Guérison.	»
24	1881	Rivière.	F. 69.	H. cr.	Perf. 5 mm.	Lig.	»	»	Guérison.	»

Obs. 20. Laugier.(Bulletin chirurgical, t. I, p. 75.) — Opération de hernie étranglée. Déchirure de deux lignes Ligature. Fixation des deux bouts du fil sur l'abdomen. Guérison complète un mois après.

Obs. 21. Broca. — Femme. Hernie crurale étranglée depuis deux jours. Opération. Perforation. Petite ligature circulaire qui tombe au huitième jour. Au trentième jour, avortement et mort.

Obs. 22. 1854. Thomas Tatum. (Medical Times and Gazette, 1854, t. I, p. 433.) — Femme, 46 ans. Hernie crurale gauche étranglée depuis deux jours. Opération. Portion d'intestin d'un rouge pourpre très foncé. Petit point gangrené. Ligature autour de la portion gangrenée. Réduction. Vingt-quatre jours après, guérison complète.

Obs. 23. 1856. Thomas Tatum. (Med. Times and Gazette, t. II, p. 393.) — Femme, 46 ans. Hernie crurale gauche datant de 20 ans. Etranglement. Au deuxième jour, opération. Anse présentant une perforation de 6 à 8 mm. Ligature. Réduction. Guérison en cinquante-cinq jours.

Obs. 24. 1881. Rivière. (Gazette bebdomadaire de Bordeaux, 11 juin 1881.) — Femme de 69 ans. Hernie crurale entéro-épiploïque. Anse perforée dans une largeur de 3 à 4 millim. Pince fixant la perforation. Ligature circulaire au catgut assez fin qui adosse la muqueuse à elle-même. Guérison.

Les résultats fournis par le tableau ci-contre sont des plus encourageants. Toutes les opérations rapportées appartiennent à notre siècle. Les malades étaient, onze du sexe masculin, dix du sexe féminin, trois n'ont aucune désignation. Les opérations ont été faites à tous les âges, moins l'enfance ; le plus jeune malade avait douze ans, le plus âgé soixante-neuf.

L'étranglement remontait presque toujours à une date peu reculée, et, dans le cas où il était le plus ancien, les phénomènes qui l'accompagnaient ne présentaient pas une gravité considérable.

. 1 cas avait duré 36 heures.	3 cas avaient duré 4 jours.
4 — — 2 jours.	1 — — 6 —
4 — — 4 —	1 — — 8 —

Les lésions relevées dans les observations sont toujours assez limitées. Ainsi on a trouvé :

8 cas de lésions gangréneuses.	1 cas de fissure au niveau du collet.
12 — petites perforations.	2 — déchirure par friabilité extrême.

Dans les dix-huit cas de la première série on a employé la suture avec adossement des séreuses, toujours le nombre des points a été peu considérable.

Dans les six autres la ligature circulaire a été appliquée au-dessous de la lésion, c'est-à-dire à la base d'un pli formé au moyen d'une pince.

Une seule fois seulement on a vu survenir une péritonite ; une fois le malade a succombé à des accidents généraux, une autre fois aux suites d'un avortement.

Enfin, au total général, nous constatons vingt et une guérisons, toutes primitives, et trois morts. La moyenne de la léthalité est donc très rassurante, puisqu'elle est seulement de 12 0/0.

C. — *Réduction après suture circulaire ou latérale, secondaire et en deux temps.*

Dans les deux premières parties de ce long chapitre, nous

avons étudié, pour ainsi dire, les deux extrêmes adoptés dans la pratique chirurgicale pour le cas des hernies gangrenées. D'un côté, nous avons essayé de rechercher la valeur ne l'anus contre-nature abandonné à lui-même ou traité ; de l'autre, la valeur de la suture primitive de l'intestin. Or, entre les deux méthodes s'en place une troisième dont les données physiologiques paraissent plus prudentes et plus rationnelles.

Si, en effet, on considère ce qui se passe quand une hernie étranglée abandonnée à elle-même se gangrène, on distingue trois actes successifs dans l'évolution de la fistule stercorale qui lui succède.

1° Les premières heures et même les premiers jours sont employés à l'élimination des parties gangrénées, à la détersion de l'abcès fécal. Quand l'anse herniaire a été ouverte dans le sac, quand surtout la gangrène, comme dans un cas cité plus haut, a envahi le sac herniaire, il faut un certain laps de temps pour que la vitalité des parties voisines revienne à son état normal. Mais ce travail d'élimination lui-même n'est pas sans danger; aussi il convient de le favoriser autant qu'on le peut, en pratiquant l'excision aussi complète que possible des parties mortifiées. D'ailleurs, cette excision est-elle dangereuse? Nous ne le croyons pas, en admettant que l'étranglement lève, l'état général tendra à devenir meilleur ; et en tenant compte de cette considération, qui s'applique d'ailleurs à tous les cas d'ouverture gangreneuse spontanee des hernies. Nombre de malades succombent abattus par les accidents primitifs de l'étranglement et ne peuvent attendre la gangrène ; de sorte qu'on peut dire, en employant une expression un peu triviale peut-être, que ceux qui se présentent avec une hernie gangrénée ouverte ont l'âme chevillée ; c'est-à-dire qu'ils font preuve d'une grande résistance vitale. Aussi est-on en droit d'espérer beaucoup de ces malades en les aidant à déterger leur abcès fécal.

2° En même temps que la détersion s'opère et après elle s'opère le second acte. Des adhérences s'établissent entre l'intestin et la paroi abdominale ; elles se produisent moyennant un travail inflammatoire tout local agissant sur le péritoine voisin d'une part, et d'autre part sur la peau et la paroi abdominale. Toute cette zone de tissu soumis à une irritation réparatrice doit être respectée ; on sait, en effet, qu'il faudrait peu de chose pour donner naissance à des accidents graves. Il sera donc prudent, si l'on a résolu d'intervenir secondairement, de le faire ou avant que l'inflammation adhésive ait commencé à se produire, ou bien après que tous les symptômes inflammatoires auront complètement disparu.

3° La troisième période du travail d'évolution naturelle est le stade de rétraction cicatricielle. L'orifice fistulaire, plus ou moins considérable, se retrécit peu à peu, peut même arriver à se fermer. Mais, d'autres fois il reste stationnaire et on voit le malade s'épuiser peu à peu ou bien l'anus contre-nature s'établit définitivement. Mais. à quelle époque peut-on penser que la fistule stercorale ne pourra s'oblitérer seule ou seulement à l'aide des moyens adjuvants les plus simples, comme la compression, par exemple ? Généralement on admet que du troisième au quatrième mois tout travail naturel a atteint ce qu'il peut donner ; au delà donc il ne faut pas compter sur l'oblitération naturelle.

Ces diverses considérations feront comprendre la division que nous allons adopter dans le sujet que comporte ce paragraphe. Dans tous les cas qui seront passés en revue, la cure de la hernie a été faite en deux temps. Le premier temps se compose d'un ou de plusieurs actes, suivant qu'il comporte la kélotomie pure et simple avec abandon de l'intestin dans la plaie, ou bien qu'en outre de cette opération préliminaire on pratiqué l'ouverture de l'anse herniée ou bien la résection de celle-ci.

Le second temps est toujours la suture ; mais celle-ci peut être faite à l'une quelconque des périodes que nous venons d'indiquer dans l'évolution de l'anus contre nature. C'est ce qui nous impose deux divisions importantes :

1° Les cas où l'on a fait la suture secondaire à un moment très rapproché de la première opération ;

2° Ceux où on l'a faite pour guérir l'anus contre-nature ou la fistule stercorale à une période reculée, c'est-à-dire, deux ou trois mois après la kélotomie. De là les titres suivants que nous allons traiter.

a. Entérorrhaphie secondaire précoce.

b. Entérorrhaphie secondaire reculée.

La première classe de faits renferme seulement des sutures circulaires, la seconde des circulaires et des latérales. On nous objectera que ces sutures tardives n'appartiennent pas au traitement de la hernie gangrenée, mais à la cure de l'anus contre nature et des fistules stercorales. Nous admettons cette objection et nous répondons que nous n'envisageons que la suture de l'intestin et que par l'examen de ces faits nous cherchons à nous faire une idée du moment où il est le plus sûr d'intervenir.

Après avoir traité ces deux points nous parlerons d'une méthode nouvelle, intermédiaire à la suture circulaire et à l'anus contre nature comprenant toujours la résection comme manœuvre préparatoire ; c'est la méthode mixte de M. Bouilly.

A : *Entérorrhaphie circulaire secondaire précoce.* — Il existe fort peu d'observations de cette pratique dont le précepte remonte pourtant au mémoire de Louis. Nous avons relevé trois cas appartenant à notre seconde période, deux à la période moderne. Comme nous l'avons brièvement indiqué, voici en quoi consiste le procédé. La hernie gangrenée est ouverte par la kélotomie, l'étranglement est levé si les matières ne s'écoulent pas librement du bout supérieur ; puis, ou bien on ouvre largement l'anse gangrenée et on la laisse dans la plaie, ou bien attirant doucement au dehors un peu d'intestin au-dessus et au-dessous on résèque en coupant dans les parties saines tout ce qui est malade, on laisse ensuite les deux bouts dans la plaie, afin que les matières accumulées au-dessus de l'étranglement puissent s'écouler librement au dehors, et, pendant le temps nécessaire à cet écoulement, on s'efforce d'améliorer l'état général du sujet, de combattre les phénomènes d'adynamie et d'algidité qui sont la menace la plus sérieuse ; en un mot, on s'efforce de faire disparaître tout l'état général, pour n'avoir plus à soigner qu'une lésion locale ; on utilise donc, pour cela, la période de la détersion de l'abcès fécal.

Observations d'entérorrhaphie circulaire secondaire précoce.

Obs. 1. 1796. Boyer. (Handbuch der Chirurgie, von K. Textor, VIII, p. 157. — Mittheilung von Ayrer an Loder's Journal für die Chirurgie, Geburstshülfe v. gerichtl. Medicin, 1797, I, p. 526.) — Hernie inguinale étranglée et gangrenée. Opération. Incision de l'intestin et issue des matières. Le jour suivant, résection de quatre pouces de l'intestin. Invagination d'après la méthode de Ramdohr. La suture est soutenue par un cylindre de carton. Mort au sixième jour, de péritonite. La suture et le morceau de carton étaient intacts.

Obs. 2. 1810. Lavielle fils. Journal général de médecine, de chirurgie et de pharmacie, t. XLIII, p. 176.) — Hernie inguinale étr nglée. Homme vigoureux. Ecoulement des matières par trois ouvertures. Opération. Résection d'une anse d'intestin gangrenée et perforée de 1 pied de long. Les deux bouts sont laissés dans la plaie. Le lendemain, invagination du bout supérieur dans l'inférieur. Réunion de Ramdohr. Réduction. Le jour suivant, selle par l'anus. Au soixantième jour, le malade était complètement guéri.

Obs. 3. 1820. Boyer. (Traité des maladies chirurgicales, 4e édit., t. VII, p.134.) — Homme, 45 ans. Hernie inguinale droite, étranglée depuis trois jours. Kélotomie. Anse intestinale de 4 pouces gangrenée. Ouverture de l'intestin. Vingt-quatre heures après, opération de Ramdohr. Difficultés venant de la différence de calibre entre le bout supérieur et le bout inférieur. Mort seize heures après.

Obs. 4. 1873. Lucke (de Strasbourg). (Sonnenburg Deutsche Zeits. für Chirurgie, XII, p 311.) — Femme de 54 ans. Hernie crurale étranglée et gangrenée. Kélotomie sans réduction. Deux jours plus tard, ouverture de la plaie et résection de 6 centimètres d'intestin. Les deux bouts ayant le même calibre, invagination d'après la méthode de Ramdohr. Double rangée de points de suture. Réduction. Mort le même jour.

L'autopsie montre l'existence d'une péritonite qui devait exister avant le second temps de l'intervention. L'intestin est notablement rétréci au niveau de la suture, à cause de l'invagination du bout inférieur dans le supérieur.

Obs. 5. 1877, 25 novembre. Kocher (de Berne). (Correspondenzblatt fur Schweiz. Aerzte, 1878, n° 5.) — Femme de 45 ans. Hernie crurale gauche, étranglée depuis deux jours. Opération. Débridements multiples. L'intestin gangrené est laissé au niveau de l'orifice herniaire. Le lendemain, résection de 12 centimètres d'intestin et d'un coin correspondant du mésentère. Suture de Lembert avec cinq points de catgut fin. Réduction. Au huitième jour, formation d'une fistule intestinale. Occlusion spontanée de celle-ci au bout de six jours. Guérison totale au bout d'un mois.

ENTÉRECTOMIES ET ENTÉRORRHAPHIES CIRCULAIRES. — SECONDAIRES PRÉCOCES.

Nº	Date.	Opérateurs.	Sexe-âge.	Nature.	Lésions.	1er Temps.	Inter-valle.	2e Temps.	Accidents conséc.	Terminaison.	Autopsie.
1	1796	Boyer.	H.	H. ing.	Phlegm.stercoral du sac.	Entérotom.	Lende-main.	Opérat. de Ramdhor sur rouleau de carton.	»	Mort, 6e j.	Péritonite.
2	1810	Lavieille.	H.	H. ing.	Phlegm. du sac, 3 perf.	Rés. aband. des bouts.	Lende-main.	Suture de Ramdhor.	»	Guér., 60 j.	»
3	1820	Boyer.	H. 45.	H. ing., 3 j.	Gangrène.	Entérotom.	Lende-main.	Suture de Ramdhor	»	Mort, 16 h.	»
4	1873	Lücke.	F. 54.	H. crur.	Gangrène.	Kélotomie sans réd.	2 jours.	Résect. de 6 cent., opér de Ramdhor.	»	Mort.	Péritonite antér.
5	1877	Kocher.	F. 45.	H. cr.-g.,2j.	Gangrène.	Kélotomie sans réd.	Lende-main	Résection 12 cent., sut. Lembert.	Fist.ster.	Guérison.	»

Ces cinq observations ne forment pas une série assez nombreuse pour qu'on puisse tirer de très solides conclusions. Toujours est-il qu'on peut les résumer ainsi. Le premier temps de l'opération a consisté deux fois dans la kélotomie suivie d'entérotomie: une fois (cas de Lavieille) on a fait la résection primitive, deux fois la kélotomie sans réduction.

Chez quatre malades, on a pratiqué le second temps de l'opération le lendemain de la kélotomie; chez un autre seulement au seizième jour.

Dans deux cas, on indique la longueur de l'intestin réséqué, 6 et 12 centimètres.

Quatre ont été réunis par la méthode de Ramdohr, dans un de ces cas, on a employé la suture sur conducteur, sur papier roulé; chez le dernier malade, on a fait la suture de Lembert.

Sur les cinq opérés, deux ont guéri; l'un au bout d'un mois, après avoir présenté une fistule stercorale; l'autre au bout de deux mois.

Des trois qui ont succombé, deux moururent le même jour que l'opération, l'un d'ailleurs (obs. IV), opéré par Lücke, présentait auparavant tous les signes d'une péritonite, l'opération était donc contre-indiquée. L'autre mourut à la seizième heure, probablement d'accidents généraux de l'étranglement; le troisième succomba au sixième jour, à la suite d'une péritonite purulente.

Si on retranche, et on doit logiquement le faire, le cas de Lücke, on a donc une mortalité de 50 0/0, proportion très forte, mais qui semble indiquer qu'il n'est pas sans danger d'agir sur le foyer opératoire pendant la période de détersion; et qu'on n'est pas assez loin des accidents primitifs.

b. *Entérorrhaphies secondaires tardives et circulaires.* —(Résection et suture circulaire dans la cure de l'anus contre nature post-herniaire ou de la fistule stercorale). Cette méthode qui a été pratiquée un assez grand nombre de fois depuis 1870, semble plus en faveur que la réunion circulaire précoce.

Mais il est bon de faire remarquer, qu'on l'a, sans aucun doute, appliquée à des malades que l'on espérait guérir par une autre intervention que l'anus contre nature ; aussi, les résultats pourront être utilement comparés à ceux que nous a donnés la cure de cette infirmité par les autres méthodes. La pratique dont nous parlons « consiste donc à aller à la re-
« cherche des deux bouts d'un intestin aboutissant à un anus
« contre nature récent, ou plus ou moins ancien, à détacher
« ces bouts de leurs adhérences avec l'orifice anormal, à résé-
« quer sur chacun d'eux ce qui ne peut être utilement employé
« pour la suture, puis, au moyen de celle-ci à rétablir immé-
« diatement la continuité du tube digestif. »

Observations d'entérorrhaphie circulaire secondaire tardive.

Obs. 1. 1856. Maisonneuve. — Femme de 40 ans. Hernie crurale droite, étranglée au mois de février 1856. Anus contre nature spontané cinq jours après l'étranglement. Amaigrissement progressif. Opération le 3 octobre 1856. Impossibilité de trouver le bout inférieur de l'intestin. Inoculation de l'intestin grêle avec le cæcum et suture de Góly. Péritonite locale les jours suivants. La malade s'affaiblit peu à peu ; au troisième jour, les selles reparaissent par la plaie. Mort un mois après.

Obs. 2. 1876, 22 février. Hüter. (Deutsche Zeischrift f. Chir., IX, p.521.) — Homme, 43 ans. Anus contre nature consécutif à une hernie étranglée inguinale droite. Opération. Intestin isolé avec les doigts. Résection. Suture de Lembert au catgut. La portion d'intestin suturée n'est pas réduite. Le soir, douleurs très fortes. Le lendemain, mort par péritonite.

Obs. 3. 1878. Schede. (Verhandlungen des deutschen Ges. f. Chirurgie, 1879, p. 78.) — Femme, 62 ans. Anus contre nature de la grandeur d'une pièce de 1 franc, succédant à une hernie ombilicale gangrenée. Résection de 12 centimètres d'intestin avec la portion correspondante du mésentère. Suture de Lembert. Pas de réduction. Mort le quatrième jour, par embolie pulmonaire consécutive à une thrombose de la veine crurale. Les bouts de l'intestin sont tout à fait réunis.

Obs. 4. 1878. Esmark. (Verhandl. des Deutschen Gessel. f. Chir., 1879

p. 83.) — Grosse hernie scrotale. Fistule stercorale. Résection de 5 centi-mètres d'intestin. Suture au catgut. Réduction. Le sixième jour mort par péritonite, causée par la perforation et l'épanchement stercoral.

Autopsie. — La péritonite a commencé au niveau du mésentère. Sur toute la circonférence, les deux bouts de l'intestin sont solidement unis.

Obs. 5. 1878, 16 juin. Schede. (Verhandlungen des Deutschen Gessel. f. Chir., 1879, p. 78.) — Femme de 43 ans. Anus contre nature consécutif à une hernie crurale gauche, étranglée et opérée trois semaines aupara-vant. Opération. Avivement des bouts de l'intestin. Excision d'un coin du mésentère. Suture de Lembert avec catgut n° 0; seconde rangée intéres-sant seulement la séreuse. La portion d'intestin suturée est maintenue à l'extérieur à l'aide d'un fil passé dans le mésentère. Au sixième jour, for-mation d'une fistule stercorale qui guérit spontanément deux jours plus tard. Au cinquième jour, première selle. Au dixième jour, rentrée de l'intestin dans le ventre. Guérison.

Obs. 6. 1878, 9 octobre. Dittel. (Wiener Med. Presse, 1878, n° 49, p. 1549.) — Femme de 47 ans. Anus contre nature, consécutif à une her-nie crurale étranglée et opérée. Opération. Libération des bouts de l'in-testin qui sont attirés au dehors. Résection. Suture au catgut continue; après, invagination du bout supérieur dans l'inférieur. Réduction. Les premiers jours, passage de quelques gaz intestinaux entre la suture. Guérison.

Obs. 7. 1878, 5 novembre. Billroth. (Wien. Med. Wochenschrift, 1875, n° 1, p. 1.) — Femme de 33 ans. Anus contre nature, consécutif à l'ouver-ture spontanée d'une hernie crurale étranglée et gangrenée. Abcès intra-péritonéal. Opération Résection de la portion ulcérée des bouts de l'in-testin et d'un morceau du mésentère. Différence de calibre traitée par la formation d'un pli longitudinal sur le bout supérieur. Suture avec la soie phéniquée. Réduction. Drainage de l'abcès pelvien. Selle le troisième jour. Guérison.

Obs. 8. 1878-79 Schonborn. (Liévin et Falkson : Deutsche Zeisch. f. Ch., XIII, p. 410.) — Anus contre nature du côlon descendant. Résection. Su-ture. Le jour suivant, symptômes d'iléus. Le troisième jour, réouver-ture de la plaie et de l'intestin. Mort le quatrième jour. Pas de péri-tonite.

Obs. 9. 1879, 3 mars. Billroth. (Langenbek's Archiv., 1879, n° 34, p 502.) — Homme, 16 ans. Anus contre nature, consécutif à une hernie ingui-nale étranglée. Marasme par inanitiation. Isolement des bouts de l'intes-tin, que l'on ferme avec les doigts. Résection de 1 centim. 1/2 du bout

supérieur et de 3 centimètres du bout inférieur. Dilatation mécanique
du bout inférieur. Suture à la soie phéniquée. Réduction. Selles abondantes le quatrième jour. Guérison.

Obs. 10 1879, 8 avril Schede. Loc. cit.) — Femme de 58 ans Fistule
stercorale, consécutive à une hernie sous-ombilicale étranglée et gangrenée. Ligature temporaire au moyen d'un fort fil de catgut modérément serré. Suture de Lembert. Réduction. Selle le quatrième jour. Guérison.

Obs. 11. 1880, 1er février. Bardenheuer. (Die drainirung der Peritoneal-
hohle, Stuttgart, 1881, p. 219.) — Hernie inguinale, étranglée depuis
quatorze jours. Gangrène et perforation de l'intestin de la grandeur d'une
pièce de 10 pfennings. Anus contre nature complet. Quelques jours après,
opération. Résection d'un morceau considérable des deux bouts de l'intestin et du mésentère correspondant. Suture en étages. Le neuvième
jour, mort de péritonite généralisée.

L'autopsie montre que la suture s'était relâchée près du mésentère et
qu'une grande quantité de matières fécales est épanchée dans la fosse
iliaque.

Obs. 12. 1880. Weinlechner. (Wien. Med. Wochens., 1881, n° 3.) —
Femme, 50 ans. Anus contre nature, consécutif à une hernie crurale
étranglée et grangenée. Résection et suture intestinale. Guérison.

Obs. 13. 1881, 23 juin. Billroth. (Wien. med. Wochens., 1881, n° 3.) —
Homme. Anus contre nature, consécutif à une hernie inguinale droite
étranglée et gangrenée. Intestin attiré au dehors. Résection de 1 cent. 1/2
sur chacun des bouts. Dix-sept points de suture de Lembert à la soie
antiseptique. Réduction. Le cinquième jour, garde-robe abondante. Guérison.

Obs. 14. 1881, 23 juillet. Thiersch. (Berliner Klinis. Wochenschrift,
1881, n° 8) Homme de 30 ans. Hernie inguinale gauche étranglée et gangrenée. Anus contre nature opératoire. Plus tard, on pratiqua l'opération suivante. L'intestin dégagé est saisi à 10 centimètres de l'anus artifi-
cial au moyen de pinces recouvertes de tubes de caoutchouc désinfecté
Résection de 6 centimètres sur le bout supérieur, de 4 centimètres sur
le bout inférieur et d'un coin du mésentère. Suture au deux rangées.
Trente points Lembert-Kocher à la soie phéniquée. Réduction. Selle au
neuvième jour. Guérison.

Obs. 15. 1880, 15 juillet. Weïss. (In Mem. de Rydygier. Berl. Klin. Woch.,
188 , n°s 40-41-42.) — Femme, 23 ans. Anus contre nature, consécutif à
une hernie étranglée et gangrenée. Résection de 2 centimètres d'i ntesti

à chaque extrémité. Invagination du bout supérieur dans l'inférieur. Vingt points de suture de Lembert à la soie phéniquée très fine. Réduction. Au quatrième jour, péritonite par perforation. Mort.

Obs. 16. 1880, 21 décembre. Baum. (Berl. Klin Wochens , 1881, n° 20. —Femme de 48 ans. Anus contre nature, consécutif à une hernie crurale droite étranglée et gangrenée. Résection de 11 centimètres d'intestinet) du mésentère correspondant. Suture de Czerny à la soie. Réduction. Au deuxième jour, issue de gaz par l'anus. Selle au quatrième jour. Guérison.

Obs. 17. 1881, 15 février. Rydygier. (Deutsche Zeitschrift für Chir., 1881, XV, 3e et 4e fasc.) — Homme de 46 ans. Anus contre nature inguinal. Résection de 4 centimètres d'intestin. Quarante points de suture Czerny. Guérison.

Obs. 18. 1881. Novaro. (Giornale dell' Acad. méd. di Tornio, 1881, n° 12.)— Homme de 40 ans. Anus contre nature inguinal, consécutif à une hernie gangrenée. Résection de 2 centimètres sur chacun des bouts de l'intestin attiré au dehors Suture de Czerny au catgut. Fixation de l'intestin réduit au niveau de la plaie. Mort au troisième jour.
Autopsie. — Péritonite circonscrite. Désunion de la suture au niveau de l'insertion mésentérique. Pneumonie.

Obs. 19. 1881, 1er avril. Gussenbaur. (Mém. de Madelung.) — Femme. Anus contre nature opératoire, succédant à une opération de hernie étranglée pratiquée dans le collapsus. Quinze jours après, opération. Résection de 4 centimètres du bout supérieur et de 5 centimètres du bout inférieur de l'intestin et du mésentère correspondant. Quatorze points de suture de Czerny au catgut. Guérison.

Obs. 20. 1881, 11 avril. Schinzinger. (Wien. Med. Wochens., 1881, n° 37.) — Femme de 47 ans. Hernie inguinale droite, étranglée et gangrenée. Anus contre nature opératoire. Trois mois après, affaiblissement considérable.
Opération. — Résection de 3 centimètres du bout supérieur facile à trouver et de 1 centimètres du bout inférieur qu'on ne retrouve que difficilement dans la fosse iliaque. Suture de Lembert avec douze fils de soie phéniquée; suture du mésentère avec quatre fils de catgut. Mort douze heures après par collapsus. À l'autopsie, il n'y a pas de péritonite, et les matières passent dans le bout inférieur de l'intestin.

Obs. 21. 1881, 24 mai. Madelung. (Loc. cit.) — Anus contre nature, consécutif à une hernie inguinale étranglée et opérée. Quelque temps après, tentatives inutiles avec l'entérotome de Dupuytren. Neuf mois après, opération. Résection de 15 centimètres d'intestin et de mésentère. Suture en double rangée. La rangée profonde est formée de trente-cinq fils de soie phéniquée, l'externe de huit points sur plaque de cartilage. Réduction. Au quatrième jour, météorisme. Ouverture de la plaie. Issue de la portion suturée. Débridement de l'intestin. Mort.

Autopsie. — Péritonite peu marquée. La suture est tout à fait réussie et solide, mais à 5 centimètres au-dessous se trouve une solide bride fibreuse, allant du mésentère à l'orifice inguinal et appliquant l'intestin contre la paroi abdominale, de façon à s'opposer au cours des matières.

Obs. 22. 1881. 10 juin. Schinzinger (Wien. Med. Wochens., 1881, n° 37). — Femme de 37 ans. Fistule stercorale consécutive à une hernie inguinale du côté droit. Résection de 6 millim. 1/2 du gros intestin et d'un coin mésentérique. Suture avec douze fils de catgut fin. Guérison.

Obs. 23. 1882. Weinlechner (Wien. Méd. Blatter, 1882, n°s 12 et 13). — Hernie inguinale gangrenée. Résection primitive de 40 centimètres d'intestin grêle. Formation d'un anus contre nature. Plus tard, avivement des deux bouts d'intestin. Suture. Guérison.

Obs. 24. 1882. 30 janvier. G. Bouilly (Revue mensuelle de chirurgie, 1883. — Homme de 45 ans. Anus contre nature consécutif à une opération de hernie inguinale droite étranglée et gangrenée. La suture circulaire primitive pratiquée à ce moment a complètement échoué. Affaiblissement rapide par diarrhée et eschares.

Vingt et un jours après, opération. Résection de un demi-centimètre du bout supérieur et de trois centimètres du bout inférieur. Désinsertion du mésentère. Excision. Suture de Lembert avec 26 fils de catgut. Réduction. Selles anales dans la nuit qui suit l'opération. Mort, soixante et une heures après.

Autopsie.—Péritonite aiguë généralisée. L'anse suturée est perdue dans des adhérences nombreuses. Pas d'épanchement stercoral. La suture est solide et n'a cédé en aucun point. La réunion est parfaite entre les séreuses, mais aussi au point d'avivement des muqueuses. Le relief formé par les tuniques intestinales rebroussées est très peu considérable. Pour rompre la suture, il faut exercer une traction assez forte. On voit alors que les fils de catgut sont en place et n'ont pas encore subi de travail de résorption.

Obs. 25. 1882. 7 février. Rydygier (Berl. Klin. Wochens, 1882, n° 38, p. 577). — Homme de 14 ans. Hernie inguino-scrotale droite étranglée et gangrenée au mois d'octobre 1881. En janvier 82, il existe une hernie inguinale du côté droit pourvue de deux fistules stercorales, l'une en avant du scrotum, l'autre au-dessus du ligament de Poupart.

Le 7 février. Opération scrotale. Résection d'une anse de 27 centimètres. Suture. Guérison.

Le 15 mars. Opération inguinale. Résection de 16 centimètres d'intestin. Suture. Réduction. Cinquante-deux heures après, première selle. Guérison.

Obs. 26. 1882. 4 mai. Julliard (Revue médicale de la Suisse Romande, 1882, 15 août, n° 8). — Femme de 63 ans. Anus contre nature, spontané, consécutif à une hernie inguinale étranglée et gangrenée. Insuccès de l'autoplastie et de la suture en bourse.

4 mai. Opération (deux purgatifs ont été administrés les jours précédents et la malade est anesthésiée par l'éther). Incision des parois abdominales longue de 15 centimètres venant tomber en bas sur l'orifice anormal. Incision couche par couche ; par l'extrémité supérieure, on pénètre dans l'abdomen. L'intestin adhère au pourtour de l'orifice ; après avoir détaché ces adhérences, ainsi que l'infundibulum, on attire le tout au dehors. L'infundibulum a une longueur de 3 centimètres 1/2 ; le bout inférieur et le bout supérieur n'adhèrent pas entre eux ; l'éperon est faiblement indiqué. Après avoir lié le mésentère par un fil de catgut au-dessus du point de résection, on enlève 3 centimètres 1/2 du bout supérieur de l'intestin et de 2 centimètres du bout inférieur, ainsi que la partie correspondante du mésentère. Suture de Lembert au catgut. Réduction de l'anse. Suture du péritoine et de la peau. Pansement antiseptique. Réunion par première intention. Guérison complète.

Obs. 27. 1882. Julliard (*loco cit.*).— Homme, 40 ans. Anus contre nature consécutif à une hernie inguinale étranglée et gangrenée compliquée en outre de gangrène du scrotum et d'issue du testicule. Deux mois après, opération. L'orifice de l'anus anormal était formé par l'ouverture du bout supérieur. Le mésentère présentait une longue déchirure et le bout inférieur de l'intestin libre et flottant dans l'abdomen était presque oblitéré. Résection de 7 centimètres sur le bout supérieur, de 3 centimètres sur l'inférieur. Suture de Lembert en deux rangs ; le premier rang est formé de 8 points de catgut fin, le second de 15 points. Réduction. Selle au septième jour. Guérison.

Obs. 28. 1882. Tauber (XI. Congrès des chirurgiens Allemands. In Centralblatt f. Chirurgie, supplément, 1862, p. 60). — Anus contre nature consécutif à une hernie étranglée et gangrenée. Résection de 32 centimètres d'intestin. Mort le troisième jour avec signes de péritonite.

Obs. 29. 1883. 11 juillet. Bouilly (inédite). — Homme, 19 ans. Hernie inguinale congénitale droite étranglée en janvier 83. Au sixième jour, kélotomie, établissement d'un anus contre nature. Pendant quatre mois écoulement presque complet des matières par l'anus anormal qui se rétrécit de plus en plus.

Le 1er juin, élargissement de la fistule avec le thermo-cautère, par

M. le professéur Verneuil. On ne trouve dans la cavité ni éperon, ni orifice supérieur et inférieur. La cavité est bourgeonnante, fongueuse et du volume d'une petite orange.

L'état général du malade est excellent, il est frais et nullement émacié et ne paraît pas souffrir de son infirmité. Deux jours avant l'opération, il prend une purgation. La veille, on le soumet à un jeûne absolu, il ne prend que de l'eau ou un peu d'eau de Seltz. Chaque jour il a pris des lavements et le dernier a ramené des matières blanches, décolorées, demi-solides, venant apparemment du gros intestin. Aucun écoulement par l'anus contre nature.

Opération - Après anesthésie complète, une sonde de femme est introduite par l'anus contre nature, peut-être dans le bout supérieur ; elle donne issue à des gaz et à une petite quantité de matières intestinales. Une incision de 10 à 12 centimètres se terminant en bas au niveau de l'anus contre nature est pratiquée et divise toute l'épaisseur des parties molles qui forment la paroi abdominale. On arrive rapidement sur le bout supérieur de l'intestin qui, par son adhérence immédiate avec la cicatrice, constitue à lui seul l'orifice contre nature. Il n'y a entre la peau et l'intestin aucun trajet intermédiaire. La perte de substance intestinale peut admettre environ le doigt ; elle est bordée par la muqueuse indurée, fongueuse et bourgeonnante ; au-dessus, l'intestin est absolument sain. Cette extrémité intestinale, solidement fixée en dehors et en haut, est très adhérente en bas et en arrière où elle est confondue avec un tissu cicatriciel d'où on la libère par la dissection. Elle repose en ce point sur l'arcade crurale et dans la dissection on sectionne le canal déférent. On aperçoit du reste le testicule en ectopie inguinale et enveloppé par la tunique vaginale. Le bout supérieur libéré de ses adhérences par décollement et dissection est amené à l'extérieur.

La recherche du bout afférent est plus difficile. Il n'apparaît nulle part au-dessous du bout efférent, et au bout de 20 à 30 minutes de recherches, pendant lesquelles l'artère épigastrique est blessée, on voit un cordon blanchâtre, adhérent intimement au bout supérieur et fermé à son extrémité. Un coup de ciseau ouvre ce cordon et permet d'y introduire une sonde de femme. On peut ainsi voir que le bout inférieur, externe par rapport au supérieur lui est rattaché par le mésentère rétracté, épaissi et formant éperon. Mais au lieu de former avec lui, comme d'usage, le canon d'un fusil double, il tombe sur lui à 45°. Il est en outre situé sur un plan beaucoup plus profond que l'orifice du bout supérieur dont il s'éloigne, d'ailleurs, de deux centimètres environ. Ainsi, l'anus contre nature était tout entier constitué aux dépens du bout inférieur.

Les deux bouts sont isolés l'un de l'autre par petits coups de ciseau portant sur l'éperon mésentérique et une fois complètement libérés on les éloigne facilement l'un de l'autre. Cette section du mésentère épaissi

Nº	Date.	Opérateurs.	Sexe-Age	Nature de hernie.	Durée depuis kélotomie.	Résection.
1	1856	Maisonneuve.	F. 40.	Hernie crur. dr.	20 mois.	Avivement, ouv. du sac, ann.
2	1876	Hüter.	H. 43.	H. ing.	43 jours.	Rés.
3	1878	Schede.	F. 62.	H. omb.	»	Rés. 12 cent.
4	1878	Esmark.	»	H. crur.	»	R. 5 cent.
5	1878	Schede.	F. 43.	H. cr. g.	21 jours.	Avivement.
6	1878	Dittel.	F. 47.	H. crur.	»	Résection.
7	1878	Billroth.	F. 33.	H. ing.	»	Rés.
8	1878	Schonborn.	»	H. ing.	A. c. n. colique.	Rés.
9	1870	Billroth.	H. 26.	H. ing.	»	Rés. 11 b. ap. /3 inf.
10	1879	Schede.	F. 58.	H. sous-omb.	»	Rés.
11	1880	Bardenheuer.	»	H. ing.	Quelques jours	Rés. portion consid.
12	1880	Weinleckner.	F. 50.	H. cr.	»	Rés.
13	1881	Billroth.	H.	H. ing. dr.	»	Rés. 1 c. 1/2 / 1 1/2.
14	1881	Thiersh.	H. 30.	H. ing. gauche.	»	Rés. 6 c. /4 c.
15	1881	Weiss.	F. 23.	Hernie.	»	Rés. 4 cent.
16	1881	Baum.	F. 48.	H. cr. dr.	»	R. 11 cent.
17	1881	Rydygier.	H. 46.	H. ing.	'	R. 4 cent.
18	1881	Novaro.	H. 40.	H. ing.	»	R. 4 cent.
19	1881	Gussenbaur.	F.	»	15 jours.	R. 4/5.
20	1881	Schinzinger.	F. 47.	H. ing. droite.	3 mois.	R. 3/1.
21	1881	Schinzinger.	»	H. ing.	9 mois.	R. 15.
22	1881	Madelung.	F. 37.	H. ing.	»	R. 6 1/2.
23	1882	Weinlechner.	»	H. ing. rés. 40 c.	»	Avivement.
24	1882	Bouilly.	H. 45.	H. ing. dr.	21 jours.	R. 10/3.
25	1882	Rydygier.	H. 11.	H. ing.-scr.	2 m. 1/2. 3 m. 1/2.	R. 27. R. 16.
26	1882	Julliard.	F. 63.	H. ing.	»	R. 3 1/2 / 2.
27	1882	Julliard.	H. 40.	H. ing.	2 mois.	R. 7/3.
28	1882	Tanber.	»	H.	»	R. 32.
29	1883	Bouilly.	H. 19.	H. ing. cong.	5 m. 1/2.	R. 3 / 1 1/2.

Suture.	Précautions opératoires.	Phénomènes consécutifs.	Terminaison	Autopsie.	Remarques.
Gely:	Pas de b. inf.	3e j. sellles par la plaie périt.	Mort 1 mois après.	»	»
Lembert.	Pas de réduct.	Péritonite.	Mort 1er j.	»	»
S. Lembert.	Pas de réd.	»	Mort 4e j.	»	»
S. Catzut.	»	Péritonite.	Mort 6e j.	Circ. très unie sauf 1 point.	Suture imparf.
S. Lemb, 2 r.	»	5e j. fist. sterc.	Guér. 12e j.	»	»
Invag. S. cont.	»	Passage du gaz.	Guér.	»	»
Sut. soie.	Plis. bout sup.	Selle 3e jour.	Guér.	»	»
Sut.		Rupt. de la pl.	Mort 4e j.	Pas de périton.	»
Sut. soie.	Dilat. mécan. du bout infér.	Selle au 4e jour.	Guér.	»	»
S. Lemb.	Ligature temp.	Selle 4e jour.	Guér.	»	»
S. en étages.	»	Péritonite.	Mort 9e j.	Relàc. de la sut. près du més.	»
Sut.	»	»	Guér.	»	»
S. 17 p. Lemb.	»	Selle au 5e jour.	Guér.	«	»
S. Lt-Kah 2 r.	Fixat. av. pinc.	Selle au 9e jour.	Guér.	»	»
S. 20 p. Lemb.	»	Péritonite.	Mort 4e j.	»	»
S. Czerny.	»	Selle au 4e jour.	Guér.	»	»
S. Cz. 40 p.	»	»	Guér.	»	»
S. Czerny.	Fixat. de l'anse à la plaie.	»	Mort 3e j.	Périt., dés. de la sut. au més.	»
S. 14 Czerny.	»	»	Guérison.	»	»
S. 12 Lemb.	Diffic. p. trouv. le bout infér.	»	Mort 12e h.	.	Epuisem. anti-opératoire.
S. 35/8 s. cart.	»	Mét., rupt. d. pl.	Mort 5e j.	Sut.sol., lég. pér. bride oblitér.	»
S. 12 p. Cz.	»	»	Guérison.	»	
Sut.	»	»	Guériron.	»	»
S. 26 p. Lemb.	»	Selle la n. suiv.	Mort 60 h.	Périt., sut. parf.	»
Sut.	„	»	»	»	»
Sut.	»	Selle 52 h.	Guérison.	»	»
S. Lemb.	»	»	Guérison.	»	Insuc. antér. de l'autoplastie.
S. L. 2 r. 8/15.	»	Selle au 7e j.	Guérison.	»	»
Sut	»	»	Mort 3e j.	Périton.	»
S. L. 24 à 26.	Diffic. p. trouv. le bout infér.	Péritonite.	Mort 29 h.	Périt. br. coud.	»

n'est pas sans donner lieu à quelques jets de sang facilement arrêtés. On procède ensuite à la résection des bouts intestinaux. Un fil de soie phéniquée forte étreint le point de mésentère qui doit être désinséré et doit prévenir l'hémorrhagie au moment de la désinsertion.

Un fil de soie modérément serré est placé à quelques centimètres au-dessus du lieu de la résection et est destiné à empêcher l'effusion des matières intestinales qui d'ailleurs paraissent en petite quantité.

Trois centimètres sont réséqués sur le bout supérieur, un centimètre et demi seulement sur l'inférieur.

Mais il y a une différence notable de calibre entre le bout supérieur et le bout inférieur. Le premier est large, distendu, tandis que le second, petit et rétracté, n'offre plus qu'un canal distinct. Je parviens à le dilater avec une pince à forci-pressure, et je procède à la suture des deux bouts sans faire de pli au bout supérieur et sans réséquer un coin de celui-ci. La suture donne un affrontement parfait des séreuses en multipliant le nombre des points, 24 ou 26. Je la fai s à la soie phéniquée n° 0 et par la méthode de Lembert.

Quand la réunion est terminée, le bout supérieur présente au niveau de la ligne de suture, un froncement qui peut faire craindre une trop grande diminution du calibre de l'intestin ; cependant on peut immédiatement voir passer des gaz du bout supérieur dans l'inférieur.

La région opératoire est encore soigneusement lavée avec la solution phéniquée à 2 1/2 ; la paroi abdominale est fermée par une double suture, superficielle et profonde, au fil d'argent et un gros drain allant jusque dans la cavité péritonéale au voisinage de la ligne de réunion intestinale est maintenu dans la plaie.

L'opération, très laborieuse, a duré une heure et demie. Pansement de Lister très soigné. Compression ouatée de l'abdomen.

Aucune douleur dans l'après-midi. Le soir, vomissement verdâtre. Douleurs vives.

Le lendemain, nouveaux vomissements verdâtres. Mort 25 heures après l'opération.

Autopsie. — Début de péritonite généralisée. La suture est très solide, mais le bout supérieur et le bout inférieur forment là une brusque couture à angle droit. La suture est à 3 centimètres du cæcum. L'eau ne passe pas par la suture ; sa circulation est arrêtée quand on rétablit la couture. La saillie du bourrelet est de 3 millimètres seulement.

Les 29 observations que nous venons de relater sont inté-
ressantes à plus d'un titre ; nous y puiserons de nombreux
éléments pour nos conclusions. Il est seulement regrettable
que tous les faits ne soient pas décrits avec la précision que
l'on trouve dans la très curieuse observation que M. Bouilly,
notre maître, a eu l'extrême obligeance de nous communiquer.

Des 29 malades, 13 sont du sexe féminin, 10 du sexe masculin, 6 ne sont point désignés.

Une des données les plus importantes est l'époque à laquelle l'opération a eu lieu par rapport aux accidents primitifs. Le résumé suivant va nous l'apprendre.

1 cas quelques jours après.	1 cas 2 mois 1/2 après.
1 — 15 — —	2 — 3 mois et 3 mois 1/2.
2 — 21 — —	1 — 5 mois 1/2.
2 — 2 mois —	2 — 9 mois.
	1 — 20 mois.

Chez les 18 autres sujets, on ne rapporte pas la date précise.

La longueur d'intestin réséqué est très variable, nous la
donnons après addition des portions prises sur les deux bouts.
Mais il est rare qu'elle soit aussi considérable que dans les
résections et sutures primitives.

1 cas de résection de 3 cent.					2 cas de résection de 10 cent.				
1	—	—	3 — 1/2		1	—	—	11 —	
4	—	—	4 —		1	—	—	12 —	
3	—	—	4 — 1/2		1	—	—	15 —	
1	—	—	5 —		1	—	—	16 —	
1	—	—	5 — 1/2		1	—	—	27 —	
1	—	—	6 — 1/2		1	—	—	32 —	
1	—	—	9 —		8	—	—	long. non indiq.	

Les procédés de réunion employés sont les mêmes que nous
avons déjà relevés plus haut ; 10 fois le procédé n'est pas noté ;
dans les autres cas, on observe pour chacune tantôt des succès, tantôt des revers, bien que le nombre des points ait parfois été considérable.

Ainsi nous trouvons :

		succès	insuccès
11 Sutures de Lembert.	à 2 rangs	2 succès.	0 insuccès.
	à 12 points	0 »	1 »
	à 17 »	1 »	1 »
	à 20 »	0 »	1 »
	à 26 »	0 »	2 »
	Inconnu.	2 »	2 »
1 Lembert Kocher 30	»	1 »	0 »
4 Czrerny.	à 14 »	1 »	0 »
	à 12 »	2 »	0 »
	à 40 »	1 »	0 »
1 Gély.		2 »	0 »
10 non désignés		7 »	3 »

Signalons dès maintenant quelques particularités que les opérations ont présentées et sur lesquelles nous reviendrons ; trois fois, on n'a pu trouver immédiatement le bout inférieur ; une fois Maisonneuve n'est pas arrivé à le rencontrer ; dans les deux autres cas qui appartiennent à Schinzinger et à M. Bouilly, il occupait une situation particulière qui rendait sa recherche difficile. Plusieurs fois aussi, les opérateurs ont été gênés par la disproportion qui existe entre le bout afférent et le bout efférent de l'intestin.

Sur le total de 29 opérés, 17 ont guéri, 13 au contraire, ont succombé, il y a donc une mortalité moyenne de 45 0/0 environ, bien que l'on ne puisse bien légitimement faire cette évaluation, vu la dissemblance des cas. Parmi les 17 guérisons, nous en trouvons 15 immédiates, une à la suite d'une petite fistule stercorale, qui se montra au cinquième jour après l'opération et qui guérit spontanément ; l'autre après une fistule gazeuse, déclarée au troisième jour.

Les causes et l'époque de la terminaison fatale se décomposent ainsi :

3 morts dans le 1ᵉʳ jour	2 Péritonites.
	1 Epuisement opératoire.
2 » 2ᵉ »	1 Péritonite par désunion au niveau du mésentère.
	1 Périton. traumatique.

```
3  »  »   4e  »   ⎰ 1 Embolie pulmonaire.
                  ⎨ 1 Péritonite.
                  ⎱ 1 Choc opératoire.
1  »  »   5e  »     Péritonite.
1  »  »   6e  »     Périt. par perfor. mauvaise suture.
1  »  »   9e  »     Suture relachée.
1  »  »   1 mois.   Épuisement progressif.
```

La péritonite traumatique ou consécutive à l'épanchement des matières après une suture imparfaite, est encore l'accident qui a le plus souvent causé la mort.

L'autopsie a montré que toutes les fois que le contact entre les séreuses était bien maintenu, il n'y avait point d'épanchement et que la réunion se faisait extrêmement vite ; elle a montré aussi une fois que le cours des matières peut être arrêté après l'opération par des brides fibreuses qui compriment l'intestin.

B. *Latérales.* — (Suture latérale de l'intestin pour obtenir une fistule stercorale.) — Employée surtout pour guérir des fistules stercorales, cette opération est, dans cette circonstance, aussi bénigne que la suture latérale primitive. *Elle consiste à disséquer l'orifice anormal, et même à le réséquer avec ce qui forme la paroi de son conduit ; puis on réunit l'intestin sur lequel on tombe en suturant les deux lèvres de sa solution de continuité et en adossant la séreuse à ce niveau ;* puis on ferme la plaie cutanée. Il semblerait à première vue qu'il est imprudent d'aller ainsi jusqu'à la paroi intestinale, c'est-à-dire en intéressant le péritoine ; mais, en réalité, on ne fouille point dans le ventre du sujet, l'opération se pase, pour ainsi dire tout entière au dehors, et les manœuvres sont d'une simplicité des plus remarquables.

Dans tous les cas que nous rapportons, la suture a toujours été pratiquée un certain temps après la première opération ; à 4, 5, 7 mois, et à 3 ans.

Dans deux cas, la suture de Czerny, a été pratiquée par l'auteur lui-même, les trois autres ont été faites d'après la méthode de Lembert. La guérison a été rapide et complète, et dans les cinq observations la suture a admirablement guéri, et souvent là où des opérations d'entérotomie ou d'autoplastie avaient échoué.

Observations d'entérorrhaphie latérale secondaire lardive.

Obs. 1. 1853. Polano. (Centralblalt fur Chirurgie, 1877, p. 545.) — Homme de 38 ans. Hernie inguino-scrotale droite étranglée et gangrenée. Anus contre nature. Sept mois après, dissection de l'anse. Adossement des séreuses. Suture de Lembert. Réduction. Huit jours après, chute des fils. Quinze jours après guérison.

Obs. 2. 1859. Chapplain (de Marseille). (Bull. soc. de Chir. 1re série, t. X, 1859, p. 331.) — Femme de 41 ans. Hernie crurale droite existant depuis plusieurs années. 15 août 1855, étranglement, 23 août opération. L'anse herniaire est brune, dépolie, on la fixe dans la plaie et on débride l'anneau. Anus contre nature.

Un mois et demi après, rien ne sortant par le rectum, on applique l'entérotome.

Un mois et demi encore après, nouvelle entérotomie. La fistule ne se fermant pas, on pratique la dissection de la paroi intestinale sans décoller les adhérences, et on fait la suture directe de cette paroi. Guérison complète.

Obs. 3. 1870. Czerny. (Beïtrage fur operat. Chir., 1877.) — Homme de 48 ans. Anus contre nature en 1867, consécutif à une kélotomie prati·quée pour une hernie inguinale droite étranglée et gangrenée. En 1868 et 1869 application répétée d'entérotome. Cautérisations. Suture de Simon. 9 mois après, réouverture de la fistule. Opération en 1870 après occlusion provisoire par la suture du Pelletier, dissection, suture de l'anse. Selle le deuxième jour. Guérison complète au bout d'un mois.

Obs. 4. 1876. Czerny. (Loc. cit.) — Homme de 40 ans. Anus contre nature consécutif à une kélotomie de hernie inguinale droite étranglée et gangrenée. Opération. Incision de dix centimètres allant de la fistule au dehors et ouvrant le sac de l'anneau jusqu'au bas du scrotum. Dissection des adhérences au bistouri. Suture au catgut à trois étages réduisant de moitié le calibre de l'intestin. Hémorrhagie en nappe arrêtée par la compression. Ligature du collet du sac herniaire. Drain et suture. Balonnement du ventre et coliques. Au onzième jour, selles régulières. Au douzième jour, le malade se lève et mange. Guérison après cinq semaines.

Obs. 5. 1883. Trélat. (Voir obs. n° 2 de l'introduction.)

ENTÉRORRHAPHIES LATÉRALES SECONDAIRES RECULÉES.

N°	Date.	Opérateurs.	Sexe-âge.	Genre de H.	Temps écoulé depuis opér. prim.	Procédé opératoire.	Suture.	Phénomènes consécutifs.	Terminaison.	Remarques.
1	1863	Polano.	H., 38.	H. jng.-scrot.	A.c.n., 7 m.	Dissection , adossement des sér.	S. Lembert.	»	Guéris., 8 j.	»
2	1859	Chapplain.	F., 41.	H. crur.	A.c.n., 4 m.	Dissection.	S. Lembert.	»	Guérison	»
3	1870	Czerny.	H., 48.	H. ing.	A.c.n., 3 a.	Dissection.	S. Czerny.	Selle au 2e j.	Guéris., 1 m.	2 tent. d'entérotom. et la sut. de Simon av. échoué.
4	1876	Czerny.	H., 40.	H. ing. dr.	»	Dissection.	S. à 3 étages.	Selle au 12e j.	Guéris., 5 s.	»
5	1883	Trélat.	F., 69.	H. cr. g.	A.c.n., 5 m., avort.	Dissection.	S. Lambert.	Selle au 2e j.	Guérison.	»

Pouvons-nous actuellement établir un juste parallèle entre le résultat donné par la suture de l'intestin circulaire et latérale tardive, et la cure des fistules stercorales par les autres procédés? Non. Elle nous donnerait en chiffres bruts une mortalité de 40 0/0 attribuable aux procédés de suture, tandis que les autres méthodes ne donneraient que 22 0/0 environ. Or, il faut logiquement retrancher du côté des sutures un certain nombre où l'opération n'eût pas dû être tentée vu les contre-indications; et aussi il faut noter que, dans plusieurs cas, les méthodes anciennes auraient fatalement amené la mort; nous voulons parler des cas où. l'orifice n'était formé que par le bout supérieur.

C. — *Entérorrhaphie en deux temps.*

(Méthode mixte.)

La comparaison des résultats fournis par les méthodes d'entérorrhaphie circulaire primitive et secondaire, a montré les inconvénients et les avantages de l'une et de l'autre ; elle a montré surtout ces particularités que présentait la guérison après ces opérations et inspiré une pratique dont nous ne possédons que deux observations.

Langenbeck a d'ailleurs aussi employé ce procédé à la suite d'une résection avec suture circulaire, pratiquée pour des rétrécissements multiples de l'intestin.

Observations d'entérorrhaphie en deux temps.

Obs. 1. 1880. Walter-Pye (The lancet, vol. I, 1880, p. 90). — Femme de 40 ans. Hernie iliaque gauche étranglée. Au quatrième jour opération. Résection de vingt centimètres d'intestin sphacélé. Suture réunissant seulement la moitié de la circonférence des deux bouts. L'ouverture restante est laissée devant la plaie abdominale. Au quinzième jour accidents de rétention stercorale. Au vingt-deuxième jour nouveaux phénomènes d'obstruction. Accidents péritonéaux. Mort au vingt-sixième jour.

Autopsie. — Péritonite généralisée avec collection purulente enkystée au niveau de l'anus artificiel. Le bout inférieur adhère solidement aux téguments, quant au supérieur, fortement tiré par une bande mésenté rique épaisse, il est décollé dans une partie de sa circonférence et présente une légère torsion.

Obs. 2. 1883. G. Bouilly (Revue mensuelle de Chirurgie, 1883, p. 389). —Femme. Hernie étranglée depuis six jours. Phénomènes très graves. Opération. Résection de dix à douze centimètres d'intestin. Suture de Lembert, sauf une étendue de un centimètre. Fixation de cette ouverture à la plaie abdominale. Drain dans le bout supérieur de l'intestin. Ecoulement libre des matières et des gaz jusqu'à la mort, qui survient trente-six heures plus tard. Pas de vomissements.

ENTÉRECTOMIES CIRCULAIRES PRIMITIVES.—ENTÉRORRHAPHIE EN DEUX TEMPS

Nº	Date.	Opérateurs.	Sexe et Âge.	Genre de hernie.	Lésions reconnues.	1er temps.	2me temps.	Terminaison.	Autopsie.	Remarques.
1	1880	Walter Pye.	F. 40.	H. inguin. g., 4 jours.	Gangrène.	Résection, 20 cent. Suture, 1 cent.	Non accompli	Mort 26 jours.	Péritonite.	»
2	1883	Bouilly.	F.	H. 6 jours.	Id.	Résect. 10 à 12 cent. Sect., 1 cent.	Id.	Mort 36 h.	»	»

Bien que les deux observations que nous venons de présenter aient eu une issue funeste, il ne faut pas pour cela médire de la méthode. Nous allons chercher à démontrer sur quels principes logiques elle est fondée. M. le Dr Bouilly a bien voulu nous entretenir de ses vues sur ce procédé, qu'il se propose d'adopter, et c'est d'après ses communications que nous allons exposer la question. Il a été frappé, comme tous les chirurgiens qui s'occupent de ces faits, des dangers de la suture circulaire de l'intestin faite, soit immédiatement après la gangrène herniaire, soit plus tard pour guérir l'anus contre nature.

Il n'a pas été moins ému des gros dangers de l'anus contre nature, soit immédiatement après son étalissement, soit par des accidents qu'il peut présenter dans la suite. Ces accidents sont, en effet, de plusieurs ordres :

1° Il peut se faire un épanchement stercoral dans le ventre et une péritonite par propagation de la gangrène intestinale qui, comme on le sait, est douée d'une septicité toute particulière.

2° Il peut s'établir un orifice anormal qui, souvent, ne tend pas à l'oblitération spontanée (anus contre nature sans éperon), ou bien qui, dans les meilleurs cas, est pourvu d'un éperon nécessitant des opérations difficiles, dangereuses et incertaines.

3° Enfin, l'incertitude de ces opérations est telle, que l'on peut tomber en essayant la division de l'éperon sur des cas où on ne peuut trouver de bout inférieur ou bien dans lesquels celui-ci affecte une situation tout à fait anormale. Il faut aussi se souvenir de ces déplacements dont nous avons trouvé un certain nombre d'observations.

D'autre part, M. le Dr Bouilly a remarqué ce fait important. Dans le nombre des cas de mort et de guérison, à la suite des opérations de suture intestinale, il s'est montré fréquemment un accident dû probablement en partie, comme nous le verrons, aux imperfections des procédés de suture, c'est la *fistule stercorale*. Or, cet écoulement des matières intestinales par la plaie s'est montré toujours dans les premiers jours qui ont suivi l'opération et il a eu incontestablement une heureuse influence sur la guérison des malades. Ces fistules ont toujours duré très peu de temps et, des seize malades qui en ont présenté, treize n'ont pas tardé à guérir complètement et trois seulement ont succombé. Ces faits concluants ont paru à M. Bouilly suffisants pour établir une nouvelle ligne de conduite imitant en quelque sorte le travail effectué par la nature, et supprimant du premier coup les inconvénients de l'anus contre nature.

Il faut encore noter une circonstance très importante qui plaide contre l'anus contre nature, c'est le rétrécissement considérable du bout qui s'opère d'autant plus qu'il y passe moins de matières fécales et qui nécessite des manœuvres particulières, soit la dilatation, soit la section oblique, soit encore, comme l'a fait M. Billroth, la résection d'un coin du bout afférent ou un pli longitudinal sur celui-ci, complications qui, toutes, peuvent nuire à la bonne exécution.

C'est pourquoi il se propose d'adopter, et il a pratiqué une fois le procédé suivant. Etant donnée une hernie étranglée franchement gangrenée, quand les accidents généraux ou locaux ne contre-indiquent pas toute intervention opératoire, il fait la kélotomie, ouvre le sac, attire au dehors, après avoir levé l'étranglement, l'anse gangrenée dans sa totalité, résèque cette anse en ayant soin de tailler dans les parties franchement saines.

Après quoi il exécute la réunion, mais une réunion partielle, laissant toujours sur la partie convexe de l'anse intestinale une baie, un défaut intentionnel de suture suffisant pour que l'on puisse au moyen de deux ou quatre points fixer ce petit orifice à la plaie cutanée. De cette façon on établit une sorte d'échappement de sûreté qui pourra parer à l'engorgement des gaz et des matières venant du bout supérieur; qui protégera la suture qui réunit l'autre portion de la circonférence intestinale en diminuant la poussée qui se fait toujours sur celle-ci. En même temps le calibre de l'intestin persistera dans la plus grande partie de sa lumière, il n'y aura point d'éperon secondaire, ni de déplacement du bout inférieur. Tels sont les avantages que M. Bouilly se propose de trouver dans sa méthode si ingénieusement conçue.

Quant à la petite fistule, elle devra se comporter comme celles qui se produisent spontanément, sinon une opération secondaire des plus simples, se bornant à une petite suture latérale, suffira à la combler. Comme nous le disions plus hauts, les faits manquent encore pour étayer la méthode.

Dans les deux observations que l'on possède, la kélotomie a été pratiquée au quatriè ne et au sixième jour ; dans un cas on réséqua 20 centimètres, dans l'autre 10 à 12 cent. seulement d'intestin sphacélé.

On pratiqua ensuite la suture partielle qui, dans le cas de Walter Pye, comprit la moitié de la circonférence de l'intestin, et dans celui de M. Bouilly seulement 1 cent. 1/2 de cette circonférence. Les deux malades sont morts, mais à une date différente ; la malade opérée en Angleterre présenta des accidents d'obstruction stercorale et finalement une péritonite qui l'emporta au vingt-sixième jour. Mais l'autopsie montra la cause du désastre ; le bout afférent était tordu sur lui-même et de plus tiraillée par une épaisse bande mésentérique, causes qui avaient décollé une partie de sa circonférence et produit une collection purulente enkystée au voisinage de l'anus contrenature. Ce fait nous rappelle une précaution que M. Bouilly recommande, c'est de bien faire l'orifice sur le point le plus apparent de l'anse intestinale, et d'éviter en suturant le bout supérieur à l'inférieur de produire la torsion de l'un de ces deux bouts ; car une fois la suture exécutée, cette torsion, on le comprend, sera une cause d'obstruction mécanique et d'accidents graves.

La seconde malade est morte beaucoup plus vite, 36 heures après l'opération ; elle présentait auparavant des phénomènes généraux des plus graves ; l'opération exécutée, les matières intestinales et les gaz s'écoulaient très librement par la fistule intestinale; elle n'eut plus un seul vomissement, mais elle succomba aux phénomènes généraux de l'étranglement comme il arrive d'ailleurs si souvent aux opérés après un étranglement sans gangrène ou après l'établissement naturel ou opératoire d'un anus contre-nature.

CHAPITRE V.

RÉSULTATS GÉNÉRAUX DE L'ENTÉRORRHAPHIE DANS LA CURE DES HERNIES GANGRÈNÉES. — CAUSES DE SES REVERS. — MOYENS A EMPLOYER POUR L'EXÉCUTER.

Nous essaierons dans ce chapitre de relever les enseignements qui se dégagent de la longue étude que nous avons faite dans le précédent, sur les diverses variétés d'opérations de suture intestinale que l'on a pratiquées dans le but de remédier aux lésions de la gangrène herniaire ou de fermer des fistules stercorales consécutives à celles-ci. Nous tenons à faire remarquer que nous n'avons point la prétention, dans cette étude de dire le dernier mot de la question ; les cas ne sont pas assez nombreux, assez comparables pour qu'on ait cette idée. Nous essayons seulement d'exposer ce que l'on connaît aujourd'hui sur cette intéressante question, et notre travail n'est que le commencement d'études plus complètes que nous nous proposons de faire plus tard.

§ I. — RÉSULTATS GÉNÉRAUX DE L'ENTÉRORRHAPHIE DANS LA CURE DES HERNIES GANGRÈNÉES.

Nous ne pouvons mieux faire que de résumer dans le tableau ci-contre les gros résultats de cette pratique.

			Guérsions.	Morts
I. Entérorrhaphies primitives.		49 Circulaires....,	26	23
		24 Latérales......	21	3
II. Entérorrhaphies secondaires.	Précoces.	5 Circulaires...	2	3
	Tardives.	30 Circulaires ...	17	15
		5 Latérales.....		0
III. Entérorrhaphie en 2 temps........			0	2
Barette.				

On voit à l'inspection de ces chiffres que quelle que soit la longueur du temps qui s'écoule depuis la kélotomie jusqu'à la suture, le résultat opératoire est sensiblement le même; le pronostic des sutures primitives n'est donc pas beaucoup plus mauvais que celui des interventions secondaires.

Dans les deux cas on agit sur des tissus malades ; d'une façon récente dans l'un, d'une façon éloignée dans l'autre, la condition est donc défectueuse.

Cependant, et cela peut tenir à ce qu'un certain nombre de sutures circulaires primitives suivies de mort n'ont pas été publiées, il faut observer que ces opérations sont *à priori* les plus dangereuses, puisqu'on a non seulement à tenir compte des lésions locales, mais encore des phénomènes généraux de l'étranglement, qui, à eux seuls, suffirent pour causer la mort. Dans les sutures circulaires tardives au contraire, on a eu tout le temps d'attendre que les phénomènes inflammatoires aient disparu, que l'état général soit amélioré ; à moins toutefois qu'on n'ait la main forcée par une menace grave d'affaiblissement général du sujet.

Un autre enseignement se dégage encore : le pronostic des sutures circulaires n'est nullement comparable à celui des sutures latérales. Autant les unes sont graves, autant les autres sont bénignes. Les beaux résultats qu'elles donnent dans la presque universalité des cas laissent bien loin derrière eux ceux de l'anus contre nature ou du traitement par l'abandon pur et simple de l'intestin dans la plaie. Ils obligent à condamner énergiquement la réduction des anses atteintes de petites perforations ou de lésions gangrèneuses tout à fait superficielles.

Nous pouvons donc maintenant laisser de côté l'étude des sutures latérales et de leurs résultats, pour nous occuper exclusivement des sutures circulaires.

§ 2. — Causes des accidents et des revers de l'entéror-
rhaphie.

Nous avons montré en détail après chaque procédé opératoire les accidents qui ont suivi et nous en avons fait le dé-
nombrement ; nous n'y reviendrons pas. Mais pour tirer
profit de ces accidents il faut y chercher un enseignement et
le meilleur est la connaissance de la cause qui les a produits,
puisque dans une certaine mesure elle peut guider la conduite du chirurgien et lui permettre de ne plus s'exposer aux
mêmes dangers.

Les causes des accidents mortels ou non que l'on a observés
peuvent être rangées sous trois chefs différents : 1° dans les
lésions ou dans les circonstances antérieures à l'intervention,
2° dans les circonstances qui ont accompagné l'exécution de
l'opération ; 3° et enfin dans les lésions qui se sont produites
après les manœuvres opératoires.

a. *Lésions ou phénomènes antérieurs à l'opération.* — Il faut
les considérer au point de vue de l'état général du malade et
de l'état local de la hernie.

Ainsi le *marasme* et l'*épuisement* sont signalés dans trois
observations qui se sont d'ailleurs terminées par la mort ; on
sait que presque toutes les opérations pratiquées dans ces
conditions sont vouées à l'insuccès, aussi nous y voyons une
contre-indication formelle à la suture intestinale,

La kélotomie sans réduction associée aux moyens toniques
et excitants généraux sera dans ces cas plus avantageusement
pratiquée, quitte à terminer l'opération si les accidents généraux veulent céder par une suture circulaire ou en deux
temps.

Les caractères de la lésion locale doivent aussi être soigneusement pesés ; dans tous les cas il y a *gangrène* de l'intestin, lésion toujours très sérieuse. Mais elle a des degrés
divers de gravité suivant les circonstances qui l'accompa-

gnent. Dans sept observations elle s'accompagnait de *phlegmon stercoral du sac*, de là des délabrements plus considérables, mais qui étant externes sont encore justifiables des procédés modernes de pansement antiseptique. Beaucoup plus grave est la gangrène avec *épanchement stercoral* dans l'abdomen ou avec *péritonite généralisée* commençante, comme nous en trouvons trois observations ; pour nous il y a là une contre-indication formelle à toute opération, autre que la large libération de la gangrène.

D'autres fois, sans voir dans la lésion locale une contre-indication, on peut et on doit porter un pronostic des plus graves, vu la gravité de la variété de hernie à laquelle on a affaire. Ainsi nous mettons sur la même ligne dans ces cas les *hernies réduites en masse* dont nous avons 3 observations qui ont rendu la laparotomie nécessaire, les *hernies propéritonéales*, tout aussi graves, dont nous avons aussi trouvé 3 faits importants et aussi terminés par la mort, et les *hernies congénitales*.

Ce qui précède se rapporte à la suture circulaire faite primitivement ; quand on la pratique à une époque plus tardive, on se heurte quelquefois à deux circonstances qui doivent rendre l'intervention plus laborieuse et par conséquent plus dangereuse. Nous avons signalé trois faits (obs. 1, 20, 25 des sutures circulaires tardives) où le *bout inférieur* fut *très difficile à trouver*, une fois même tout à fait introuvable. Nous avons rapporté avec détail l'intéressante observation que nous a donnée M. Bouilly, elle montre quelle situation toute particulière le bout inférieur peut occuper par rapport au supérieur. Ce fait indique, comme nous le faisait observer notre maître, qu'il ne faut pas toujours aller loin quand du premier coup on ne trouve pas le bout efférent, car cette disposition qu'il a trouvée doit être produite plus d'une fois à cause de l'action du mésentère sur laquelle nous ne pouvons insister ici.

L'étroitesse relative du bout efférent est encore une circonstance fâcheuse quand il faut faire une suture circulaire ; elle est d'autant plus considérable que l'écoulement des matières par l'anus était moins abondant et que la fistule stercorale dure depuis plus longtemps. Cette étroitesse est une circonstance avec laquelle il faut compter dans le pronostic de l'anus contre nature.

B. *Lésions et accidents dus aux diverses manœuvres de l'opération.* — Un fait prime tout le reste ; on agit en intéressant le péritoine. Cette séreuse est, il est vrai, d'humeur plus facile depuis qu'on emploie avec elle les procédés de l'antisepsie la plus rigoureuse ; néanmoins, irritée déjà par la constriction herniaire, elle est plus disposée à s'enflammer rapidement que lorsque l'on pratique une ovariotomie simple sur un sujet bien portant. De plus on sait que la gangrène intestinale a des propriétés irritantes au plus haut point pour la séreuse abdominale. Pour peu que celle-ci soit souillée d'un peu du liquide septique du sac herniaire, ou bien par quelque parcelle de matières intestinales, ou encore par des éponges, des instruments non antiseptiques, et même par la filtration des gaz intestinaux à travers la suture, elle s'enflamme de la façon la plus retoutable et une péritonite septique éclate. Ces deux modes pathogéniques de l'inflammation péritonéale ont donné lieu dans nos séries aux deux variétés de péritonite que nous venons de signaler. Huit malades ont succombé à la *péritonite traumatique simple* sans qu'on ait trouvé de pus ou d'épanchement stercoral dans leur péritoine. Trois autres ont succombé à une *péritonite stercoro-purulente.*

Quand on a décidé de faire la résection de l'intestin, il faut *s'éloigner autant que possible de la lésion gangreneuse ;* on doit tailler dans le vif sans quoi on s'exposerait à voir le tissu compris dans la suture continuer de se détruire et celle-ci s'ouvrirait fatalement ; c'est ce qui est arrivé dans les obs. 28 et 37 de la première série ; il est vrai que l'un de ces malades (obs. de M. Bouilly) avait présenté une gangrène à marche très rapide. En somme, il vaut mieux enlever un peu trop de tissu pour ne laisser rien de suspect.

L'exécution de la *suture intestinale* est bien le point le plus

délicat de l'opération ; nous avons déjà dit que toutes les méthodes de suture avaient l'une comme l'autre leur bilan de
succès et d'insuccès. Voyons en quoi elle peuvent être défec-
tueuses ; elles le sont par insuffisance ou par excès. Les
sutures sont *insuffisantes* quand elles n'affrontent pas assez
extactement les extrémités intestinales pour que la ligne de
réunion puisse résister pendant le temps nécessaire à sa consolidation, à la poussée des liquides et des gaz de l'intestin.
La réunion est très rapide en effet du côté de la séreuse ; les
autopsies l'ont suffisamment démontré ; mais il n'en est pas
de même au niveau des autres couches de l'intestin ; aussi ce
fait reconnu par les anciens chirurgiens leur avait suggéré
l'idée de soutenir la suture au moyen d'un cylindre de sub-
tances diverses introduit dans l'intestin. C'est donc là, comme
on le voit, une question de perfection, il faut un procédé
n'ayant point les inconvénients des autres et tout ira bien de
ce côté. Si la suture manque dans toute son étendue, ce qui est
rare, les deux bouts sont totalement séparés, si elle cède seulement dans une portion de son parcours, il se produit une
fistule salutaire bien souvent. Nous avons trouvé dans nos
observations, 16 cas d'établissement spontané de fistules ou
de désunion de suture.

D'autres fois, dans trois cas, les chirurgiens voulant faire
une suture solide et un large adossement de séreuses, sont
arrivés à leur but. Ils ont eu une suture très résistante, mais
le bourrelet formé par l'adossement des deux bouts était tellement saillant qu'il produisait un rétrécissement considérable de la lumière de l'intestin pouvant mettre obstacle au
cours des matières. Ce bourrelet a encore une autre conséquence ; il forme sur le trajet de l'anse un point relativement
plus pesant que les parties situées au-dessous et au-dessus, et
il peut ainsi déterminer une *coudure de l'intestin* qui oblitère
son calibre d'une autre façon et qui a certainement causé des
accidents d'obstruction dans deux circonstances (obs. 33 et 48
de la première série).

La *suture du mésentère* doit, pour être parfaite, affronter

la division de celui-ci jusqu'au niveau de l'intestin, et le décollement du repli vasculifère ne doit pas empiéter sur les
bouts réséqués, sous peine de voir, comme nous l'avons relevé
dans deux observations, la désunion se produire en ce point
précis de la suture intestinale.

C. *Accidents consécutifs à l'opération.* — Comme à la suite
de toutes les interventions chirurgicales, les malades peuvent
être atteints de complications tenant au milieu ou à leur
constitution spéciale. Nous en avons cité un, mort de *délire
alcoolique*; on ne pouvait agir efficacement sur cet état général, puisque l'intervention pratiquée était une opération d'urgence. Mais il faudrait en tenir compte si l'on avait affaire
à une suture pour un anus contre nature.

Deux autres sujets sont morts d'*érysipèle* ; l'antisepsie
combat, on le sait, la contagion de cette affection, mais elle
peut naître sous le pansement de Lister le mieux appliqué.

Le *météorisme* est un accident qui s'est montré dans trois
circonstances, il peut causer la désunion de la suture intestinale et de la plaie abdominale; il paraît dû à des phénomènes particuliers d'irritation du système nerveux splanchni-
que. La méthode de suture en deux temps pare efficacement
à cet inconvénient.

Bien que le calibre de l'intestin soit bien rétabli, il peut se
faire que les matières ne passent point. Il est un mode d'*obstruction* imputable à la brusque coudure dont nous
avons parlé il y a un instant; mais on comprend qu'il peut
aussi être dû au *rétrécissement du calibre de l'intestin* par
une suture trop saillante. Les moindres écarts dans le régime
suffisent pour amener cet accident, surtout s'il y a eu inges-
tion d'aliments indigestes, comme ce malade qui succomba
aux suites d'un régal d'écrevisses, dont il avait même avalé
les pattes.

Nous relevons encore dans nos causes d'obstruction la présence de brides accidentelles, produit d'une inflammation
antérieure ; ou encore la torsion d'une anse intestinale causée
par une suture mal affrontée.

Enfin il est quelques malades qui succombent tardivement après l'établissement d'une fistule aux suites d'une *diarrhée profuse* dont on ne peut expliquer la pathogénie que par une irritation chronique du tube digestif.

§ 3. — DES PRÉCAUTIONS A PRENDRE DANS L'EXÉCUTION DE LA RÉSECTION ET DE LA SUTURE INTESTINALES.

Puisque les circonstances où se pratiquent ces opérations sont si dangereuses par elles-mêmes, il faut au moins qu'on s'efforce de perfectionner le manuel opératoire suffisamment pour que le sujet courre de ce côté le moins de risques possibles. On n'a pas encore atteint la perfection, sans aucun doute, mais au moins il faut connaître ce que l'on peut faire actuellement.

a. *Soins anté-opératoires.* — Il va sans dire qu'on ne tentera jamais de pratiquer la suture intestinale dans les hernies gangrenées sans s'entourer de toutes les précautions de la méthode antiseptique la plus rigoureuse. Si l'on intervient pour une lésion d'urgence, il faudra, si l'on n'a point fait baigner le malade, nettoyer vigoureusement le champ opératoire et ses environs en les frottant de glycérine puis de savon, comme on le pratique toujours dans le service de notre maître le professeur Trélat. Après quoi la peau sera lavée avec une solution phéniquée à 3 pour cent.

Si l'on intervient pour pratiquer la cure d'une fistule stercorale, les précautions conseillées par M. Trélat seront plus grandes. Les jours auparavant on fera baigner le malade, on lui administrera deux ou trois purgatifs de façon à obtenir une évacuation aussi complète que possible, de l'intestin. La veille de l'opération il prendra encore un bain et sera soumis à une diète sévère ; eau de seltz, bouillon, glace ; le matin même il subira le même nettoyage que le précédent.

b. *Opération.* — L'anesthésie préalable demande quelques

précautions chez les sujets qui ont de fréquents vomissements de matières fécales. Il faut craindre que l'introduction de ceux-ci dans la trachée n'étouffe le patient comme il est arrivé dans une opération faite par Czerny. Aussi, quand les vomissements sont très fréquents. il vaut peut être mieux s'abstenir de chloroformisation complète.

1er *temps*. — Le premier temps de l'opération consiste toujours dans la kélotomie, c'est-à-dire la division des parties molles jusqu'au niveau de l'anse herniée et le débridement de l'anneau.

L'incision, de préférence verticale pour donner plus de jeu dans l'écart de la plaie, divisera les parties molles couche par couche. Quand on arrivera sur le sac, on l'ouvrira largement et on aura soin de bien absorber le liquide éminemment septique qu'il contient, au moyen d'éponges phéniquées. Avant de procéder au débridement on nettoiera la surface de l'anse herniée avec la solution phéniquée à 3 pour cent.

Le débridement sera fait à l'aide de petites incisions multiples et sera suffisant pour que l'on puisse *sans effort* attirer au dehors l'anse herniée et l'extrémité extra-herniaire des bouts afférent et efférent. A l'aide de cette précaution on pourra examiner avec soin la surface de l'anse malade et voir l'étendue des lésions gangreneuses. On assurera l'hémostase des parties molles avant de continuer.

2° *temps*. — Il comporte la résection et l'évacuation de l'intestin. On s'est préoccupé d'abord d'empêcher l'effusion des matières au moment de la résection, pour ce faire nous avons vu dans les observations *Billroth* se servir de la *compression digitale*; Schede, Jaffé, M. Bouilly se servir d'une *ligature provisoire modérément serrée* avec un gros fil de soie. Rydygier a employé ou bien de longues *pinces hémostatiques* dont les mors étaient garnis de tubes de caoutchouc ou bien d'un compresseur spécial. Tous ces moyens sont bons, mais le fil de soie paraît le plus simple : on le placera à 8 cent. environ du trait de résection, en ayant soin de faire remonter les matières par la pression. M. Bouilly conseille à ce moment d'appliquer une ou plusieurs éponges phéniquées d'une rigoureuse propreté sur l'orifice abdominal, afin de bien isoler le théâtre extérieur de l'opération de ce qui touche au péritoine ; de cette façon on n'aura pas à craindre la chute du sang ou des matières dans la cavité abdominale.

Afin d'éviter toute perte inutile de sang, s'il est utile de réséquer un coin mesentérique, M. Bouilly conseille aussi d'isoler la partie du mésentère à enlever au moyen de fils passés obliquement, des extrémités de la base intestinale du triangle au sommet de celui-ci. Ce procédé a aussi pour but de bien limiter la portion du mésentère qui doit être réséqué, car il faut avoir le plus grand soin de ne point le décoller juste au niveau ou en arrière de la résection de l'intestin.

Une fois ces précautions bien prises, on pratique la *résection de l'intestin*. Là, deux circonstances peuvent se présenter. Ou bien les deux bouts de l'intestin ont sensiblement le même calibre, ou bien ils sont notablement disproportionnés l'un par rapport à l'autre. Dans le premier cas, il n'y a pas à hésiter et on fait la double section perpendiculaire à l'anse de l'intestin.

Dans le second cas, on a conseillé plusieurs moyens dont un se rapporte à la résection. M. Nicaise, en 1881 (1), conseille de faire toujours la section oblique afin que la ligne de suture circulaire ne rétrécisse pas le calibre de l'intestin ; dans la suture oblique, en face chaque point d'intestin il y aurait une portion saine et dilatable. Madelung, en 1882, a donné le conseil de sectionner obliquement le bout le plus étroit afin d'allonger ainsi sa ligne d'affrontement. C'est un procédé simple qui ne complique pas toujours notablement l'exécution de la suture.

Une fois la résection faite, avant de procéder à la suture il est absolument indiqué *d'évacuer* autant que possible le contenu du *bout supérieur* de l'intestin. On laisse écouler au

(1) In Revue de chir., 1881, p. 186.

dehors les matières, puis on y pousse une injection avec une solution tiède d'acide borique à 2 ou 4 pour cent., ou avec de l'eau phéniquée tiède, également très diluée; ce n'est que quand le liquide revient propre qu'il est temps de faire la suture.

3ᵉ *temps.* — *Suture de l'intestin et du mésentère.* Deux points sont très importants; l'adaptation exacte des bouts de l'intestin l'un à l'autre, et le choix du mode de suture.

Point de difficulté si les bouts sont de même calibre; mais au cas contraire que doit-on faire? Les uns s'adressent au bout trop étroit. Nicaise et Madelung, comme nous le disions plus haut, conseillent de le sectionner obliquement; d'autres ont employé la dilatation de ce bout. M. Bouilly l'a faite avec une sonde de femme et le doigt.

Au contraire, il en est qui s'adressent au *bout supérieur*; Billroth et Kocher conseillent de diminuer sa circonférence en lui faisant un pli longitudinal; Rydygier en sectionnant un coin d'intestin et en réunissant les bords de la suture au moyen de quelques fils de catgut fin. M. Bouilly provoque par les injections un retour des contractions de l'intestin qui était paralysé par la distension et l'entassement des matières fécales, il se propose même d'employer l'électricité pour faire contracter ce bout supérieur. Ces moyens sont très logiques et ils ont aussi pour effet de réveiller la tonicité intestinale et d'empêcher le tube digestif de se distendre les jours suivants par accumulation des matières au-dessus de la suture.

Il est bien difficile de trouver un bon procédé de suture, aussi les chirurgiens de notre époque se sont-ils ingéniés à trouver le plus parfait

Cette suture, pour être bonne, doit remplir plusieurs indications, elle doit affronter exactement les deux lèvres de la solution de continuité et ne laisser aucun intervalle dans la ligne de réunion; elle doit être suffisamment résistante pour lutter contre les tiraillements ultérieurs de l'interstice et contre la poussée des matières intestinales. Cependant son volume ne doit pas être trop considérable afin de ne point rétrécir le

calibre de l'intestin par un bourrelet faisant valvule,
ou bien déterminer une brusque coudure par pression
sur l'anse intestinale. De plus la suture ne devrait point pouvoir s'affaisser sur elle-même. Aussi les auteurs ont cherché
à perfectionner les divers procédés de suture. Toutes les méthodes employées reposent sur le principe de l'adossement
des séreuses et dérivent des procédés de Jobert de Lamballe
et de Lembert. Nous n'avons point pour but ici de faire une
étude détaillée de ces divers moyens. Rappelons seulement,
afin de faire mieux comprendre les procédés modernes, les
deux modes de suture de ces anciens chirurgiens. Quelques
diagrammes absolument schématiques suffiront pour les faire
comprendre,

La suture de Jobert de Lamballe traverse de part en part

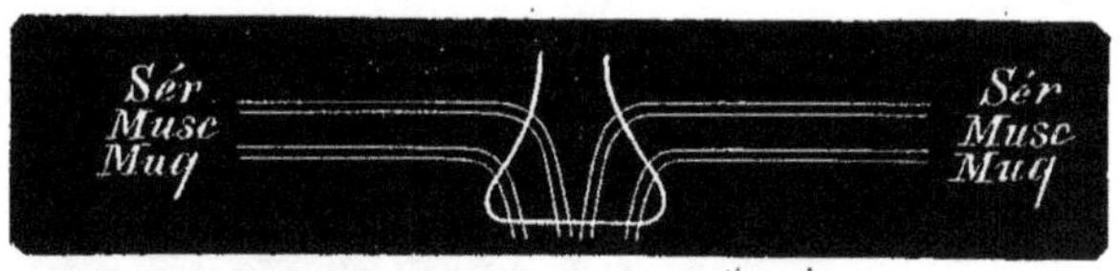

chacune des extrémités de l'intestin deux fois, de façon à adosser
toute la partie de séreuse comprise entre l'anse profonde du
fil et la superficielle ; cette étendue ayant un centimètre au
moins, il se forme un bourrelet valvulaire trop considérable,
aussi y a-t-on généralement renoncé. Ce point de Jobert
s'adressait aux petites solutions de continuité de l'intestin ;
pour réunir les deux bouts divisés il faisait une invagination

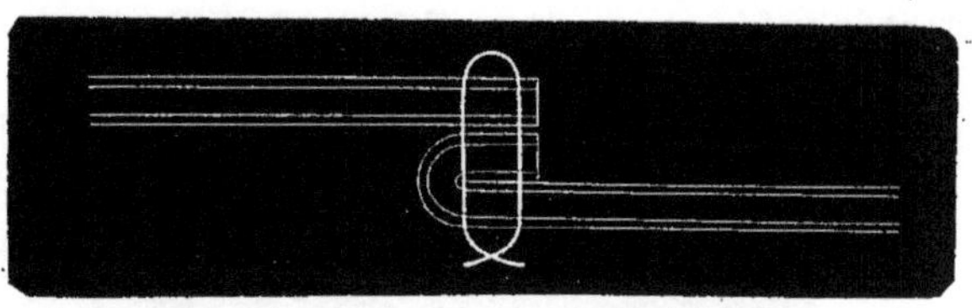

du bout supérieur dans l'inférieur simplement en faisant tra-
verser au même chef du fil le cylindre invaginant deux fois à

sa base et à son sommet; ce qui donnait un bourrelet encore plus considérable.

La méthode de Lembert est d'une exécution beaucoup plus simple et plus rapide. L'aiguille introduite à un centimètre environ de la ligne de section s'enfonce à travers la séreuse dans la couche musculaire, puis ressort de la séreuse à 4 millimètres environ du rebord avivé, passe sur la solution de continuité et se comporte de même de l'autre côté; une fois le

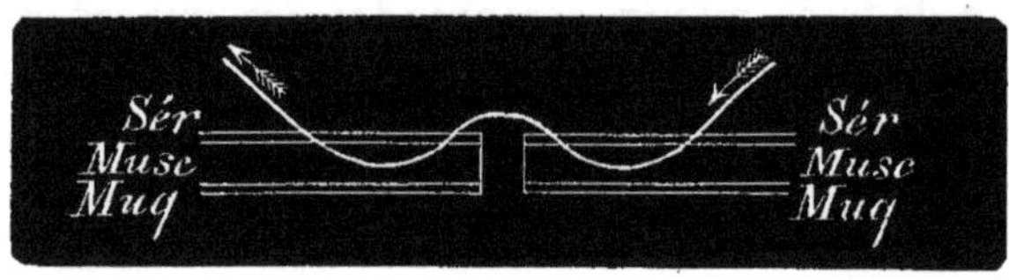

fil serré, on obtient un adossement très étroit des surfaces séreuses. C'est la méthode d'élection la plus recommandable

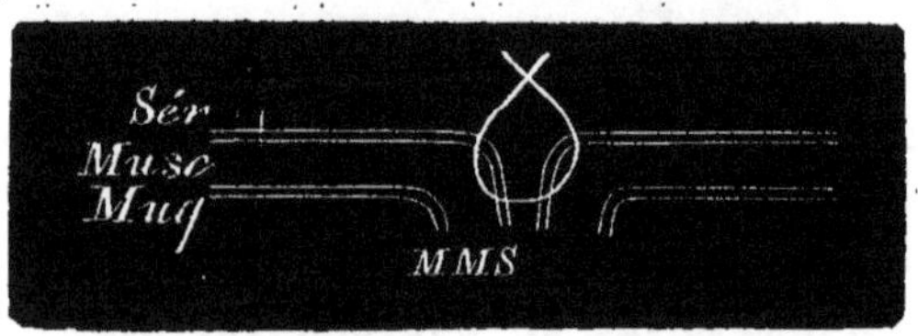

pour les sutures latérales et aussi pour la suture circulaire; toutefois, pour celle-ci, elle a besoin de quelques auxiliaires.

Czerny, en 1880 (1), fit observer que la suture de Lembert était insuffisante pour affronter exactement les bords de la

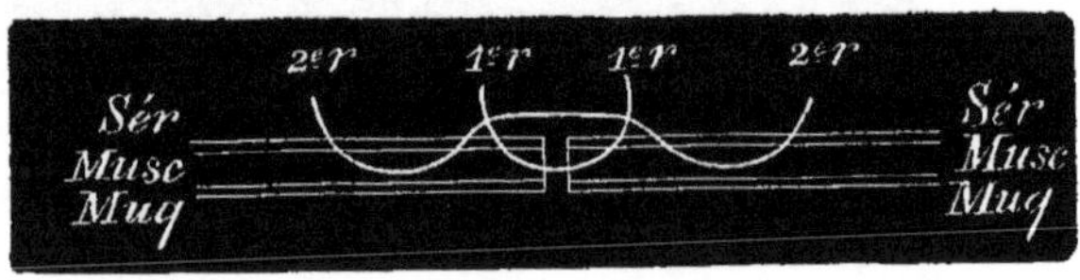

(1) Bull. klin. Worch., 1888, nos des 8 et 29 nov.

muqueuse et il proposa de faire une suture à double rang ainsi constituée : la rangée profonde, la plus rapprochée de la muqueuse, se compose de points comprenant l'extrémité de la tunique séreuse et toute l'épaisseur de la musculeuse ; ils sont enfoncés obliquement à 4 ou 5 millim. du bord de la section comme nous le figurons ci-dessous, de telle sorte qu'après que les deux rangées de points sont serrées, on obtient une réunion entièrement solide.

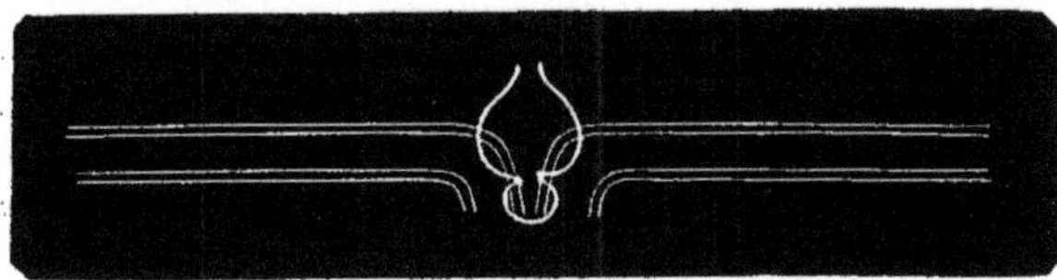

Gussenbaur, de Prague, a proposé, en 1881, une modification peu avantageuse de la suture Lembert-Czerny ; il la fait avec un seul fil qui pénètre à 1 centim. de la division et traverse la séreuse trois fois sur chaque lèvre pour être serré en

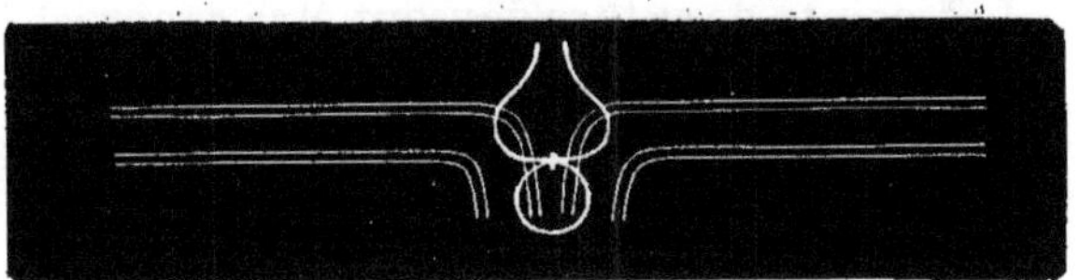

un seul coup : nous ne trouvons à ce point compliqué aucun avantage sur le Czerny-Lembert.

Madelung, craignant de voir la séreuse sectionnée par l'anse de fil, a proposé de fixer les bouts de l'anse qui forme le point superficiel de la suture Czerny-Lembert au moyen de petits boutons de cartilage de trachée de veau, substance organique résorbable et préparée d'une façon antiseptique. Ce procédé ne paraît présenter aucun avantage sérieux et il est en outre d'une exécution longue et peu commode.

Mais en somme toutes ces méthodes ont des défauts ; aucune d'elles ne s'oppose à l'affaissement de la suture et à l'action du bourrelet sutural sur le calibre de l'intestin ; aussi fallait-il trouver mieux. M. le Dr Bouilly a bien voulu nous mettre au courant des recherches qu'il a entreprises à ce sujet ; bien que ses résultats ne soient pas encore concluants, il pense qu'en appuyant la suture circulaire sur un cercle de substance résorbable introduit dans l'intestin et portant lui-même un certain nombre d'anses de fil de soie phéniquée pour constituer la première rangée de la suture, il arrivera à un résultat satisfaisant. Le cercle résorbable maintiendra la rigidité de la circonférence suturée pendant le temps nécessaire à la consolidation de la ligne de réunion. De cette façon, la lumière de l'intestin sera du moins tenue béante, et si surtout le calibre des deux bouts présente quelques différences, l'accumulation des matières ne pourra se faire dans le bout supérieur et l'inflexion par brusque coudure sera évitée.

Quelque méthode que l'on emploie, et la suture Czerny-Lembert paraît encore la meilleure, il faudra toujours se servir d'aiguilles très fines, rondes et armées d'un fil de soie phéniquée n° 0. On évitera ainsi les perforations dues au simple passage de l'aiguille.

Les points de suture devront être rapprochés l'un de l'autre de 4 à 5 millim. au moins et serrés assez fortement. On n'oubliera pas avant de serrer chacun d'eux d'essuyer les parties qu'ils vont accoler avec une éponge antiseptique très fine.

Si l'on applique la suture en deux temps, il suffira de réserver une longueur de 1 cent. 1/2 environ qui sera solidement fixée à la plaie extérieure pour constituer la fistule de sûreté dont nous avons expliqué le mécanisme.

Si au contraire on fait la réduction totale, on aura soin, après avoir soigneusement lavé l'anse à réduire, de la replacer dans l'abdomen doucement et de tâcher de l'étendre afin qu'elle ne forme pas un paquet.

On s'occupera ensuite de fermer la plaie extérieure ; la résection du sac sera pratiquée surtout s'il est sphacélé ; toutefois, dans les hernies congénitales, ce sac étant formé par la vaginale on aura soin d'éviter la section des vaisseaux spermatiques qui lui sont ordinairement accolés et même celle du canal déférent.

Il sera bon de placer un drain assez gros communiquant avec le péritoine et aboutissant au voisinage de la suture ; il sera destiné à livrer passage aux matières intestinales si la réunion vient à manquer; ce drain sera enlevé vingt-quatre heures après si rien ne sort.

Enfin on ferme la plaie cutanée par les procédés de suture ordinaire et on applique un pansement de Lister, ou un pansement phéniqué humide très soigné.

Quelques précautions ultérieures sont très utiles à prendre. Le malade recevra de l'opium à la dose de 10 à 15 centig. durant les premières vingt-quatre heures; il conservera l'immobilité la plus complète et son ventre sera enveloppé d'ouate comme après l'ovariotomie. Enfin il ne recevra d'autres aliments que de la glace et un peu d'eau de Seltz pendant plusieurs jours. Si, au bout de trois ou quatre jours, tout va bien, on permettra l'usage du bouillon froid, de l'eau vineuse ; mais ce ne sera jamais avant le quinzième jour qu'on devra lui donner une nourriture solide.

Telles sont les minutieuses précautions que l'on doit observer si l'on veut espérer obtenir des succès avec les méthodes d'entérorrhaphie.

CONCLUSIONS.

1° Bien que la suture de l'intestin ait été pratiquée depuis longtemps dans la cure des hernies gangrenées, depuis 1873 un mouvement important s'est fait en faveur de cette opération sous l'influence de la méthode antiseptique.

2° Ce n'est qu'en employant cette méthode le plus rigoureusement possible, que l'on pourra pratiquer toutes les manœuvres qui ont pour but la résection et la suture de l'intestin.

3° On ne doit jamais réduire une anse herniée sans avoir soigneusement examiné toute sa surface, les extrémités et les parties voisines.

4° *Hernies compliquées d'adhérences.* — On doit dissocier les adhérences molles et gélatineuses, réséquer les filamenteuses.

En cas d'adhérences fibreuses ou charnues, la dissection, même si elle produit une solution de continuité, est applicable, pourvu toutefois que l'état général du malade ne soit pas trop mauvais; dans ce cas, on préférera la kélotomie sans réduction immédiate.

La suture latérale dans le cas de déchirure, suite d'adhérences, a donné d'excellents résultats.

La résection et la suture circulaire ont été récemment appliquées avec succès dans un cas de hernie adhérente en masse.

Les bons résultats de la suture se comprennent dans ces cas, si l'on tient compte de l'état d'intégrité vitale de l'intestin, qui fait que l'on a affaire à une plaie simple du tube digestif.

5° *Hernies compliquées de gangrène.*—Le pronostic de toute intervention est toujours d'autant plus grave que la gangrène est plus étendue.

Dans tous les cas, l'établissement de l'anus contre nature

est et restera encore longtemps la seule intervention utile entre les mains d'un médecin dépourvu d'assistance et d'outillage suffisants pour donner quelques chances de succès.

La suture sera toujours une opération délicate, minutieuse, appartenant seulement à ceux qui seront rompus à toutes les manœuvres opératoires.

On peut, dans ce cas, admettre en présence des faits que l'anus contre nature a des dangers immédiats et éloignés, et dire qu'il ne doit y avoir *d'anus contre nature que ceux que l'on trouve établis d'eux-mêmes.*

D'autre part, les deux modes de suture circulaire et latérale tant primitives que secondaires ne sont nullement comparables. Les latérales donnent de très bons résultats, les circulaires complètes n'ont qu'une moyenne qui les classe dans les opérations dangereuses.

Néanmoins on pourra essayer la suture circulaire primitive en employant un procédé de réunion, le plus parfait possible de ceux actuellement connus, et quand d'autre part l'état général du malade, l'existence d'une péritonite antérieure ne contre-indiqueront pas l'opération. Il faudra toujours alors placer un drain dans la plaie.

En cas contraire, la meilleure méthode nous paraît être la suture circulaire en deux temps, puisqu'elle permet d'éviter les dangers de l'anus contre nature, et qu'elle laisse un échappement de sûreté qui protége la réunion et qu'il est toujours plus simple de guérir.

TABLE ANALYTIQUE.

Publications de la librairie A. DELAHAYE et E. LECROSNIER

ÉDITEURS

Traité d'anatomie descriptive, avec figures intercalées dans le texte, par PH.-C. SAPPEY, professeur d'anatomie à la Faculté de médecine de Paris, etc. 3ᵉ édition entièrement refondue. 4 vol. in-8, 1876-77............... 60 fr.
> Cartonné .... 65 fr.

Traité d'anatomie pathologique, par le docteur LANCEREAUX, profes-seur agrégé à la Faculté de médecine de Paris, médecin des hôpitaux, etc.
> Tome 1ᵉʳ, Anatomie pathologique générale. 1 vol. avec 267 figures inter-calées dans le texte... 20 fr.
> Cartonné.. 21 fr.
> Tome II, Anatomie pathologique spéciale, Anatomie des systèmes : 1o Sys-tème lymphatique. 1 vol. in-8 avec 179 fig. intercalées dans le texte. 25 fr.
> Cartonné.. 26 fr.

Traité d'anatomie générale appliquée à la médecine, Embryogénie, Éléments anatomiques, Tissus et systèmes, par L. CADIAT, professeur agrégé à la Faculté de médecine de Paris, etc., avec une introduction de M. le pro-fesseur Ch. ROBIN. 2 vol. in-8, avec 479 fig. dessinées par l'auteur... 28 fr.

Anatomie descriptive et dissection, contenant un précis d'embryologie, la structure microscopique des organes et celle des tissus, par le docteur J.-A. FORT, professeur libre d'anatomie et de chirurgie, etc. 3ᵉ édition revue et augmentée. 3 vol. in-8 avec 1227 figures intercalées dans le texte. 30 fr.

Traité élémentaire d'histologie, contenant l'histologie des éléments ana-tomiques, des tissus, et de tous les organes du corps humain, par le docteur J.-A. FORT, professeur libre d'anatomie. 2ᵉ édition, etc. 1 vol. in-8 avec 500 figures intercalées dans le texte .... 14 fr.

Pathologie et clinique chirurgicales, par le docteur FORT, 2ᵉ édition corrigée et considérablement augmentée. 2 vol. in-8 avec 542 figures inter-calées dans le texte.. 25 fr.

Résumé de pathologie et clinique chirurgicales, par le docteur FORT, 2ᵉ édition. vol. in-32 de 502 pages et 122 figures intercalées dans le texte.. 5 fr.

Traité élémentaire de chirurgie, par FANO, professeur agrégé à la Fa-culté de médecine de Paris. 2 forts vol. in-8 avec 307 figures intercalées dans le texte.. 28 fr.

Cours de médecine opératoire, par le docteur FORT, 1 vol. in-18 avec 97 figures dans le texte... 6 fr.

Manuel de technique microscopique ou guide pratique pour l'étude et le maniement du microscope, par le docteur Latteux, chef du laboratoire d'histologie à l'hôpital Necker, etc. 2ᵉ édition. 1 vol. in-18 avec 177 figures dans le texte.. .... 7 fr. 50

Traité des opérations d'urgence, par H. THOMAS, chirurgien en chef de l'hôpital de Tours, etc., précédé d'une introduction, et revu par le professeur Verneuil, 2ᵉ édition, revue et augmentée. 1 vol. in-18 avec 69 figures dans le texte. 1880... 7 fr. 50

Traité des opérations usuelles, par le professeur Louis THOMAS; suivis d'un *Précis des opérations dentaires usuelles*, par le docteur CRUET, an-cien interne des hôpitaux. Paris, etc. 1 vol. in-18 avec 80 figures intercalées dans le texte... 6 fr.

Éléments d'orthopédie, par A. DUBREUIL, professeur à la Faculté de mé-decine de Montpellier. 1 vol. in-18 avec 82 fig. intercalées dans le texte. 6 fr.

Traité complet d'ophtalmologie, Anatomie microscopique, par les pro-fesseurs J. ARNAULD, A IVANOFF, G. SCHWABE et WALDEYER. (Cet ouvrage remplace la troisième édition du traité de WECKER, prix Châteauvillard, par les docteurs WECKER et LANDOLT.)
> Tome 1. 1 fort vol. in-8 avec 252 figures intercalées dans le texte et 2 planches, 1880... 17 fr.
> Tome II. Maladies de la cornée, etc. 1 vol in-8 avec figures dans le texte. 1883.. 17 fr.
> Tome III. Réfraction et accommodation, etc. 1 vol. in-8 avec fig. dans le texte. 1883... 17 fr.

Paris. — A. PARENT, imp. de la Fac. de médec., A. DAVY, successeur, 52, rue Madame et rue M.-le-Prince, 14.

9 782014 062908